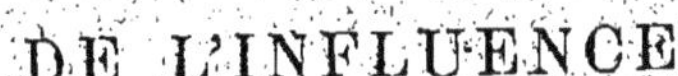

DE L'INFLUENCE DES FIÈVRES ÉRUPTIVES SUR LES NÉVROSES DE L'ENFANCE

PAR

Le Dr L. CHATILLON

ANCIEN INTERNE DES HOPITAUX DE LYON, LAURÉAT DE L'ÉCOLE DE MÉDECINE
— PRIX BICHAT 1873 —

LYON
IMPRIMERIE DE Ve CHANOINE
E. GERIN, AVOUÉ, ADMINISTRATEUR PROVISOIRE
10, PLACE DE LA CHARITÉ, 10

1880

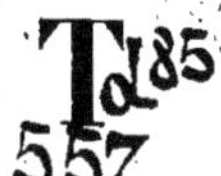

DE L'INFLUENCE

DES

FIÈVRES ÉRUPTIVES

SUR LES

NÉVROSES DE L'ENFANCE

Impimerie Vᵉ CHANOINE, 10, place de la Charité, Lyon.
É. Gerin, avoué, administrateur provisoire.

DE L'INFLUENCE

DES FIÈVRES ÉRUPTIVES

SUR LES

NÉVROSES DE L'ENFANCE

PAR

LE Dr L. CHATILLON

ANCIEN INTERNE DES HOPITAUX DE LYON, LAURÉAT DE L'ÉCOLE DE MÉDECINE
— PRIX BICHAT 1873 —

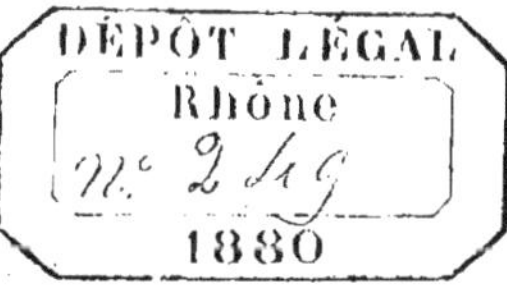

LYON
IMPRIMERIE DE Ve CHANOINE
E. GERIN, AVOUÉ, ADMINISTRATEUR PROVISOIRE
10, PLACE DE LA CHARITÉ, 10

1880

INTRODUCTION

Febris accedens solvit spasmos
(HIPPOCRATE.)

Les fièvres éruptives se rencontrent surtout chez les enfants. Si la scarlatine et la variole peuvent s'observer à tous les âges, et si la prédisposition à ces deux affections est moins universelle que pour la rougeole, on peut dire avec raison que très peu d'enfants échappent à cette dernière. La rougeole, en effet, est peut-être aussi fréquente, à elle seule, que toutes les autres maladies fébriles qui frappent le premier âge.

Ainsi, pendant un semestre d'internat passé à l'hospice de la Charité dans un service de 70 enfants, nous avons pu observer une centaine de cas de rougeole, dont trois seulement furent mortels.

La bénignité relative de cette épidémie nous suggéra l'idée de rechercher l'influence que la rougeole et les autres fièvres éruptives exercent sur les maladies pendant le cours desquelles elles se développent.

Mais nous avons reconnu, dès le premier abord, que ce sujet était trop vaste pour être compris dans les limites aussi étroites que celles de ce modeste travail. En voulant l'embrasser dans son entier, nous n'aurions pu que résumer, d'une façon plus ou moins médiocre, les travaux de nos grands maîtres. Du reste, il y a quelques années seulement, un interne distingué du même service avait fait une partie de la tâche, en étudiant l'influence de la rougeole sur la caséification des ganglions bronchiques. Mais à ces complications fâcheuses on peut opposer l'influence heureuse que cette fièvre éruptive exerce dans certaines circonstances. « La rougeole, dit Grisolle (1), a été parfois manifestement utile : on a vu sous son influence des maladies rebelles se transformer ou guérir. »

Dès lors, nous avons cru mieux faire en envisageant seulement cette influence thérapeutique, exercée non-seulement par la rougeole, mais encore par les fièvres éruptives en général, sur les névroses de l'enfance. Cette question du reste, qui a soulevé des opinions diverses et quelquefois contradictoires, semble ne pas avoir attiré spécialement l'attention d'un certain nombre d'auteurs, qui la signalent à peine ou même la passent complètement sous silence; c'est ce qui nous a engagé à en faire le sujet de notre thèse inaugurale.

(1) Grisolle, *Traité de Path. int.* t. I, p. 126.

Nous avons été encouragé dans cette idée par notre savant maître M. le professeur Perroud, qui, avec sa bienveillance habituelle, a mis à notre disposition et ses conseils autorisés et sa riche collection d'observations. Nous sommes heureux de pouvoir lui adresser ici nos remercîments les plus sincères.

Nous suivrons dans l'exposé de notre sujet l'ordre classique.

Dans un premier chapitre nous indiquerons les auteurs qui se sont occupés de cette question, en exposant les idées qu'ils ont émises. Les cinq chapitres suivants renfermeront les observations inédites et recueillies presque toutes dans le service de M. Perroud ; un court résumé, à la fin de chaque chapitre, permettra d'embrasser d'un seul coup d'œil toutes ces observations avec leurs caractères saillants.

Enfin, dans un dernier chápitre, nous discuterons l'influence de chaque fièvre éruptive sur les névroses, nous rechercherons à quel élément on peut rapporter la cause de cette influence et nous formulerons nos conclusions en quelques lignes.

CHAPITRE PREMIER

Historique

Avant d'aborder l'historique de la question, il n'est peut-être pas inutile d'indiquer les différentes affections que nous étudierons sous les noms génériques de fièvres éruptives et de névroses.

Au premier rang des fièvres éruptives, nous rangerons naturellement la rougeole, la variole, la varicelle, la scarlatine et l'érysipèle. Nous n'avons pas observé de cas d'urticaire et de suette miliaire dans le cours d'une névrose ; nous les omettrons donc à dessein ; mais nous placerions volontiers à côté des fièvres éruptives les oreillons et même la fièvre synoque.

Si l'on ne peut établir un rapprochement complet, une assimilation parfaite entre ces deux affections et les fièvres éruptives, on ne peut nier cependant qu'il n'y ait entre elles une analogie frappante.

A propos des oreillons, Colin a réuni, dans un récent travail, les arguments que l'on peut faire valoir en faveur de cette opinion déjà émise au siècle dernier par Joseph Pratolongo, lorsqu'il écrivait à Borsieri : « Croyez-vous qu'on puisse mettre les oreillons au rang des fièvres éruptives ? » On trouve en effet, comme dans les fièvres éruptives, contagion, immunité conférée par une première atteinte et fréquence chez les jeunes sujets. En outre, il n'est pas rare de voir des épidémies simultanées de fièvres éruptives et d'oreillons, produites par les mêmes conditions météorologiques.

Quant à la fièvre synoque, dont la similitude est moins prouvée, ne peut-on pas dire que, comme les fièvres éruptives, c'est une maladie fébrile à cycle défini, où domine l'élément catarrhal, s'accompagnant fréquemment d'éruption herpétique à la face et aux lèvres et régnant quelquefois épidémiquement? Valleix (1) dit en effet à l'article *fièvre synoque* : « On a décrit une fièvre simple épidémique. Il n'est pas bien certain qu'elle puisse avoir ce caractère, Davasse a cité à ce sujet une relation de Storck qui n'est pas bien convaincante. » Quoiqu'il en soit, nous citerons 2 ou 3 observations où la fièvre synoque a eu sur les névroses la même influence que les autres exanthèmes fébriles.

Le mot de névrose sera pris ici dans le sens que lui a attaché Cullen, qui fit le premier une classe particulière des affections nerveuses sans lésion du système cérébro-spinal et sans pyrexie.

(1) *Guide du médecin praticien*, par Valleix, Paris 1853, t. V, p. 462.

En dehors des troubles du mouvement, des sens et de l'intelligence, qui sont les signes des lésions des centres nerveux, il existe une classe de faits caractérisés par les mêmes désordres, et n'offrant aucune lésion appréciable à laquelle on puisse les rapporter.

Mais, l'appareil, qui préside à l'intelligence, aux sensations et aux mouvements, restant intact, on trouve encore les mêmes phénomènes, accompagnés d'états pathologiques généraux ou locaux, qu'on doit souvent regarder comme la cause de leur développement : c'est de là que sont nées les deux divisions des névroses en symptomatiques et sympathiques adoptées par les auteurs du *Compendium* de médecine. Les altérations fonctionnelles sans lésion forment au contraire le groupe des névroses idiopathiques les plus rares.

Les fièvres éruptives intercurrentes ne modifient guère les divers accidents convulsifs symptomatiques des lésions des centres nerveux ; nous n'en parlerons donc pas; nous examinerons seulement leur influence sur les deux derniers groupes.

Nous laisserons aussi de côté l'éclampsie primitive et les convulsions du premier âge, ne considérant que les névroses qui surviennent de deux à quinze ans, c'est-à-dire depuis la dentition complète jusqu'à l'époque de la puberté, et plus spécialement la chorée, l'épilepsie et l'hystérie. Nous y joindrons l'incontinence nocturne d'urine, dont Bichat avait déjà soupçonné la nature et que Bretonneau et Trousseau plus tard, ont définitivement rangée dans la grande classe des névroses. Enfin nous rechercherons quelle influence les fièvres éruptives exercent sur la toux convulsive, sur l'élément nerveux de la coqueluche, que Pinel, Laënnec, Trousseau, George Hamilton Roe (1) regardent comme une névrose de la muqueuse des bronches.

L'influence de la fièvre sur les névroses se trouve nettement formulée déjà dans les livres de l'antiquité. « Il vaut mieux, dit Hippocrate (2), que la fièvre vienne à la suite du spasme, que le spasme à la suite de la fièvre. » Ailleurs il dit plus explicitement : « Febris accedens solvit spasmos. » La formule hippocratique, quoiqu'ayant trouvé de nombreux contradicteurs, n'a pas cessé d'être vraie; mais elle implique, comme le fait judicieusement remarquer G. Sée, des restrictions importantes qui, pour avoir été méconnues, ont fait mettre en doute le principe même de cette sentence.

Que disent les auteurs de notre siècle sur cette question?

Baumès (3) cite, sans en oser contester la vérité, deux observations d'épilepsie guérie par une fièvre. « Il est dit dans les *Mémoires de l'Académie des Curieux de la Nature*, qu'une fièvre épidémique très-grave guérit un enfant de 10 ans épileptique depuis 3 ans et dont les accès, que rien ne pouvait soulager, revenaient plusieurs fois par jour. M. Le Camus cite l'observation d'un jeune garçon qui fut entièrement délivré d'une épilepsie héréditaire après une fièvre maligne et terminée par les seules forces de la nature. »

(1) *Traité sur la nature de la Coqueluche*, par Hamilton Roe, Londres 1838.

(2) Aphorisme 26. Prénot, § 18, 2e sect. no 352.

(3) *Traité des convulsions de l'enfance*, par Baumès, 1805. p. 306.

Bouteille (1) et Bright (2) citent des exemples de chorées suspendues pendant la durée d'un exanthème fébrile, pour reprendre ensuite momentanément leur cours et se dissiper enfin rapidement avec ou sans le secours de l'art. Fargeaud (3) cite deux observations d'épilepsie et un cas de contracture guéries complètement par une rougeole intercurrente. Chomel a vu quelquefois une maladie aiguë fébrile faire cesser une chorée qui durait depuis un temps très-long.

D'un autre côté, Rufz (4), dans ses judicieuses recherches sur la chorée, nie toute influence des maladies fébriles sur cette névrose. « Les enfants choréiques ne sont pas pris plus souvent que les autres de quelque éruption intermittente ou affection aiguë. Chose singulière ! ces complications n'ont jamais exercé aucune influence sur la durée ni sur l'intensité de la chorée. Cette affection nous a présenté, pendant et après la maladie intercurrente, les mêmes caractères: ceci peut être embarrassant pour la théorie des dérivateurs. » Mais contrairement à Guersant, il ne croit pas que la marche d'une maladie aiguë, survenant chez un sujet choréique, en reçoive une influence funeste très-notable. Il cite ensuite plusieurs observations venant à l'appui de sa manière de voir.

L'opinion de Rufz est aussi celle de Blache. « Quelles que soient, dit-il, (5) les complications de la cho-

(1) *Traité de la Chorée*, par Bouteille, Paris (1810).

(2) *Reports of medical cases*, (1831).

(3) *Etudes sur les Névroses*, par Fargeaud. Thèse, Paris (1837).

(4) *Arch. de Méd.* 1834, t. IV.

(5) *Dictionnaire de Méd.* en 30 vol. 1834, art. « Chorée » par Blache.

rée (variole, scarlatine, rougeole, pneumonie, péritonite, inflammation des voies digestives), elles ne nous ont presque jamais paru exercer une influence bien notable sur sa durée ni sur son intensité. » Barrier et Grisolle soutiennent également les mêmes idées. « Quelles que soient les complications, dit le premier (1), elles n'exercent presque jamais une influence bien appréciable sur la marche de la maladie. On voit les fièvres exanthématiques (rougeole, scarlatine, variole, la pneumonie, les affections gastro-intestinales, parcourir leurs périodes avec leur régularité ordinaire, sans que la chorée soit modifiée en aucune manière. » Le professeur de pathologie interne est moins affirmatif : « Les maladies intercurrentes, dit-il, (2) ne paraissent guère modifier la chorée sous le rapport de son intensité ou de sa durée. Ce résultat indiqué par M. Rufz est conforme à ce que nous avons vu. Le contraire peut avoir lieu pourtant ; tel est le cas, cité par Stoll, de deux jeunes filles qui, prises d'une fièvre pétéchiale dans le cours d'une chorée, virent celle-ci diminuer et cesser en même temps que la pyrexie. »

Georget (3) et Bouillaud (4) n'abordent même pas la question ; et leur exemple est suivi par plusieurs auteurs, parmi lesquels je me contenterai de citer Niemeyer, Sandras, Grasset, Rosenthal et West. Constant,

(1) *Traité pratique des maladies de l'enfance*, 1845, par Barrier, 2e édit. p. 314.

(2) *Traité de Pathologie int.* 1848, par Grisolle, t. II, p. 615.

(3) *Dictionnaire de Méd.* en 21 vol. 1822. art. « Chorée » par Georget.

(4) *Dict. de Méd. et Chir. prat.* 1830. Art. « Chorée » par Bouillaud.

qui préconise les bains froids dans la chorée, avait déjà cité une observation de danse de St-Guy très-intense améliorée par cette médication, et qui fut complètement guérie par une varicelle intercurrente. Les mouvements choréiques avaient été exaspérés au moment de l'invasion de la fièvre (1).

Mais c'est à G. Sée (2) que l'on doit ce remarquable mémoire, qui semble avoir dit le dernier mot sur cette question. Après avoir exposé rapidement les opinions diverses qui avaient cours dans la science en 1849, cet auteur formule, d'après l'examen approfondi de 70 chorées ayant présenté des complications fébriles diverses, les conclusions suivantes, qu'on me permettra de citer *in extenso*: « Or, sur 128 observations de chorée que nous avons recueillies, 70 présentaient des complications fébriles. Nous avons compté 28 fièvres rhumatismales, 17 fièvres exanthématiques, savoir: 10 scarlatines, 4 varioloïdes, 3 rougeoles, 12 fièvres éphémères essentielles ou catarrhales et 16 phlegmasies, dont 7 pneumonies, 3 angines, 4 phlegmons, 2 diphthérites.

« Toutes ces maladies disparates, et qui n'ont d'autres liens communs que le mouvement fébrile, se comportent toutes de la même façon à l'égard des phénomènes nerveux. Quand ceux-ci sont près de s'éteindre, la fièvre les fait cesser brusquement; mais c'est là l'exception. Quand ils ne sont pas en voie de décroissance, elle commence par produire une excitation générale

(1) *Bulletin de Therapeut.* 1835, t. VIII, p. 336.
(2) *Mémoires de l'Acad. de Méd.* 1849. « De la Chorée » par G. Sée, t. XV, p. 411.

accompagnée d'une exaspération évidente des mouvements choréiques, qui se continuent autant que durent l'état prodromique, la fièvre d'invasion et la période d'augment de la maladie (24 à 36 heures dans les fièvres éphémères, 2 à 7 jours dans les pyrexies ou les phlegmasies) puis, au moment où l'éréthisme fébrile se trouve avoir atteint son maximum d'intensité, la jactitation choréique commence à s'apaiser ; et, à partir de l'époque où la réaction vient à cesser, bien que le pouls et la chaleur conservent encore un certain degré d'élévation, les mouvements spasmodiques diminuent et disparaissent d'une manière définitive, cédant aux seuls efforts de la nature avec d'autant plus de facilité que la chorée date de plus loin. Enfin, une chorée à son début ou dans sa période d'accroissement n'éprouve d'autre modification favorable que celle qu'elle doit au bénéfice du temps qui s'est écoulé depuis l'invasion de la fièvre. Il en résulte, que si la fièvre est de courte durée et qu'elle ne laisse pas aux accidents nerveux le temps de s'amender, ceux-ci persistent jusqu'à la chute des forces, et, quand l'état général est de nature à compromettre les jours du malade, les gesticulations se répètent jusqu'à l'agonie. Sur 9 cas qui sont devenus mortels, les désordres musculaires se sont ainsi continués jusqu'à la mort, en suivant parallèlement et pour ainsi dire fatalement les phases de la maladie intercurrente. Toutes ces circonstances semblent contredire formellement le principe énoncé par Hippocrate. C'est qu'en effet, pour avoir exprimé un fait réel et certain, ce fait ne trouve son entière application qu'autant que l'on veut bien tenir compte du moment précis où s'opère la crise. La solution des phénomènes nerveux, loin d'avoir lieu au début de la fièvre, ne s'opère *ordinairement* qu'après la rémission des accidents fébriles, et à la condition expresse que l'état nerveux soit arrivé lui-même à son déclin ; mais, chaque fois qu'un mouvement fébrile surviendra chez un choréique qui a dépassé la 5e et 6e semaine de sa maladie, la fièvre jugera le spasme : *spasmos febris accedens solvit*. La plupart de ces données s'appliquent aux diverses espèces de chorée. »

Rilliet et Barthez avaient déjà mentionné, dans la première édition de leur ouvrage, l'influence qu'exercent sur la chorée les maladies qui se développent pendant son cours. Sur 9 sujets choréiques qui ont été atteints de complications plus ou moins graves, 8 fois la maladie intercurrente a eu une influence évidente sur la marche de la névrose ; ils citent même complètement quelques-unes de leurs observations que nous reproduirons plus loin. Relativement à l'action thérapeutique de ces complications, ces auteurs (1) ont remarqué que « tantôt elles exaspèrent momentanément la névrose pour la faire disparaître ensuite, tantôt, au contraire, elles favorisent de prime abord la diminution ou la disparition des mouvements choréiques. L'influence de la complication est d'autant plus marquée que la chorée dure depuis plus longtemps. En outre les mouvements choréiques ne diminuent pas toujours immédiatement après l'apparition de la compli-

(1) *Traité des maladies de l'enfance*, par Rilliet et Barthez, 1853, 2e édit. t. I, p. 577.

cation; mais il faut quelquefois un certain temps pour que cet effet se produise. La modification générale de l'économie, nécessaire pour la guérison, réclame le bénéfice du temps. C'est probablement pour cela que, lorsque la complication dure peu de temps et est très-rapidement mortelle, on n'observe pas de modification dans les mouvements choréiques. »

On trouve du reste formulée par les mêmes auteurs (1) cette opinion plus générale et non moins vraie « que les fièvres éruptives aggravent généralement les maladies qui entrent dans le cadre habituel de leurs complications, tandis qu'au contraire elles peuvent amender, suspendre ou guérir celles qui n'offrent pas ce caractère. Une fois, ajoutent-ils, nous avons vu la variole, et une fois la varicelle survenir dans le cours d'une chorée qu'elles ont guérie. » Et plus loin: » nous avons vu des chorées, des épilepsies et des incontinences d'urine, qui duraient depuis plusieurs mois, guéries par la rougeole. »

Trousseau (2) et Axenfeld (3) ne font qu'exposer les idées de G. Sée, qu'ils citent même textuellement. Voillez (4) et J. Simon (5) se contentent également de citer les opinions des mêmes auteurs.

On trouve encore dans un certain nombre de thèses quelques rares observations confirmant les idées de G.

(1) Rilliet et Barthez. *loc. cit.*, t. II, p. 190.
(2) *Clinique méd.* 1862, par Trousseau, t. II, p. 146.
(3) *Traité des Névroses*, par Avenfeld, *in Guide du Médecin prat.* 1853, t. IV, p. 666.
(4) *Dict. de Diagnostic* Méd. Art. « Chorée » par Voillez, 1862.
(5) *Dict. de Méd. et Chir. Prat.* Art. « Chorée » par J. Simon.

Sée. Ainsi Long (1) publia une observation de chorée guérie par un érysipèle intercurrent; cette observation sera reproduite plus loin. Bertier (2) démontre que la fièvre exerce sur la folie une influence manifeste et qu'elle suspend pendant des mois entiers les crises épileptiques, qui reprennent de plus belle après ce temps de répit. Delasiauve (3) a également reconnu la justesse de la formule hippocratique pour l'épilepsie, dont les accès sont suspendus ou atténués par les maladies intercurrentes en général. Dans quelques cas même, il a vu la modification survivre à la maladie fébrile; mais, dans le plus grand nombre, les accès reparurent après la cessation de la fièvre ou même pendant la convalescence. Cet auteur a observé à Bicêtre une épidémie de variole, durant laquelle tous les jeunes épileptiques qui en furent atteints, restèrent complètement exempts d'attaque.

Gouël (4) cite une observation de chorée disparue complètement et pour toujours à l'apparition d'une rougeole, qui a suivi sa marche habituelle. Rousse (5) publie à son tour deux observations de rougeole et de scarlatine, qui augmentèrent d'abord une chorée stationnaire, mais qui en amenèrent bien vite la guérison définitive avant même la fin de l'exanthème cutané.

La même influence sur l'incontinence d'urine a été

(1) *Considérations sur la Chorée*, par Long. Thèse, Paris 1860.
(2) Bertier. (*Ann. méd. psychol.* 1861.)
(3) *Traité de l'épilepsie*, par Delasiauve, Paris 1854.
(4) *De la Chorée*, par Gouël. Thèse, Paris, 1867.
(5) *De la douleur provoquée chez les Choréiques*, par Rousse. Thèse Paris 1865.

signalée par Gagery (1) : « Des maladies intercurrentes, dit-il, peuvent faire disparaître cette infirmité. Ainsi, le malade qui a fait le sujet d'une de nos observations n'a pas pissé au lit pendant tout le temps qu'a duré une variole ; et, il y a ceci de remarquable, qu'aussitôt cette maladie fébrile guérie, l'affection première a reparu... Certaines maladies fébriles font cesser pour quelque temps l'incontinence d'urine ; on a vu quelquefois, dans ces circonstances, la perte d'urine être guérie pour toujours. Ainsi Mondière rapporte l'observation d'un jeune garçon de 11 ans, que la fièvre déterminée par la vaccination, débarrasse tout-à-fait de son infirmité. »

Trousseau et l'auteur de l'article Incontinence d'urine du *Dictionnaire de médecine et de chirurgie pratique*, adoptent cette manière de voir.

Plus récemment, Vogel (2) vient encore confirmer la doctrine d'Hippocrate : « La chorée, dit-il, n'est accompagnée d'aucune fièvre ni d'aucun trouble bien manifeste de l'état général. On a au contraire, remarqué qu'une maladie aiguë intercurrente, un exanthème aigu par exemple, rend les accès plus faibles et qu'immédiatement il se fait une amélioration durable, bientôt suivie d'une guérison définitive. » De même : « pendant l'évolution de maladies aiguës fébriles, l'épilepsie est suspendue. » Radcliffe (3) exprime la

(1) *De l'incontinence d'urine*, par Gagery. Thèse, Paris 1860.

(2) *Traité élém. des maladies de l'enfance*, par Vogel. Trad. p. Culmann et Sengel. Paris 1872.

(3) *A system of medicine*. Article Chorea, by Radcliffe, Londres, 1875, t. II, p. 204.

même idée. « On trouve, dit-il, dans les annales, un grand nombre d'observations de rougeole, de scarlatine, de fièvre rhumatismale, ou même d'autres fièvres survenues dans le cours de la chorée et dans lesquelles les mouvements choréiques ont été suspendus pendant la période de la fièvre. Pour moi, j'en ai observé sept cas. Et, d'après mes observations, je puis dire que je n'ai pas trouvé d'exception à cette règle: la chorée est augmentée au début de la fièvre, c'est-à-dire dans le stade de froid ou stade d'irritation; elle diminue et disparaît même plus ou moins complétement, lorsque le stade de réaction ou de chaleur s'est établi... La chorée se comporte, à mon avis, dans les inflammations et les fièvres, comme les maladies qui lui ressemblent plus ou moins, c'est-à-dire les tremblements, les convulsions et les différentes maladies spasmodiques. » Par contre, Spring, (1) exagérant l'opinion de Rufz, dit que les maladies fébriles augmentent au contraire l'intensité de la chorée.

Quant à l'influence exercée par les fièvres éruptives intercurrentes sur la coqueluche, elle a été diversement interprétée par les auteurs. Trousseau, considérant surtout dans cette affection la toux convulsive si caractéristique, n'hésite pas à dire que « les accidents dépendant de l'état nerveux cessent par instant, suivant l'expression hippocratique. » Blanckaert (2) rapporte une observation (obs. XI) où la coqueluche a

(1) *Traité des accidents morbides*, par Spring, Bruxelles 1868, t. I, p. 758.

(2) *Des complications de la Rougeole*, par Blanckaert. Thèse, Paris, 1868, p. 95.

disparu presque complètement sous l'influence d'une scarlatine survenue pendant son cours, pour réapparaître avec la même intensité avec le déclin de l'éruption.

Radcliffe (1) partage l'opinion de Trousseau à ce sujet. « C'est un fait d'observation, que la toux convulsive dans la coqueluche n'apparaît que lorsque l'état fébrile ou catarrhal a disparu ; et, s'il survient une pneumonie, une bronchite ou une autre inflammation dans le cours de cette coqueluche, on voit la toux cesser, puis réapparaître avec la fin de la maladie inflammatoire. » Puis, faisant remarquer que les convulsions chez les enfants éclatent fréquemment à la place du frisson qui précède la fièvre chez les adultes, l'auteur anglais ajoute : « Bien plus, je suis tout disposé à croire qu'il y a antagonisme entre la convulsion et la période de chaleur de la fièvre symptomatique d'une inflammation ; car c'est un fait bien prouvé, que les accès d'épilepsie sont fréquemment supprimés pour un temps sous l'influence des mêmes causes, qui font se développer dans l'organisme un état de fièvre sympathique. Ainsi, par exemple, je puis citer 5 ou 6 malades, qui avaient une attaque d'épilepsie quotidienne, et qui virent leur accès disparaître complètement pendant la durée d'une fièvre consécutive à un traumatisme, etc... Les convulsions et la fièvre jurent ensemble. »

Blache, (2) dans un mémoire couronné par l'Académie de médecine, étudie 69 enfants atteints de coque-

(1) Radcliffe *loc. cit.* p. 205.
(2) *Des complications de la Coqueluche*, par Blache, Paris 1868.

luche : 15 fois la rougeole est venue compliquer la coqueluche et 10 fois inversement. Ces rougeoles concomitantes n'ont amené, dans la plupart des cas, aucune modification sensible sur la marche de la coqueluche ; elles n'en ont point suspendu ou atténué le cours.

Elles ont constitué, en général, une complication grave due, non pas à l'élément exanthématique, mais à l'élément catarrhal de la rougeole constituant une cause prédisposante de plus à l'inflammation des voies aériennes.

Rilliet et Barthez, (1) qui rangent la coqueluche, non dans la classe des névroses, mais dans celle des fièvres éruptives, ont recherché l'influence des maladies intercurrentes sur la marche de cette affection et sur ses principaux symptômes: « D'après M. Trousseau, disent-ils, un état fébrile intercurrent diminue toujours, suspend quelquefois complétement et guérit la coqueluche. Cette proposition nous paraît trop générale ; la complication ne change pas toujours le nombre des quintes, mais elle diminue leur intensité et surtout elle modifie leur caractère. Ainsi, après l'invasion d'une broncho-pneumonie intense, d'un accès fébrile violent, d'une rougeole, d'une épistaxis, chaque quinte perd de sa violence, et le sifflement ne se fait plus entendre qu'incomplètement, ou même il disparaît entièrement. De toutes les complications, ce sont les inflammations broncho-pulmonaires qui exercent l'influence la plus puissante. En cas pareil, nous avons vu les quintes brisées, séparées par 2 ou 3 intervalles

(1) Rilliet et Barthez, *loc. cit.* p. 636.

souvent assez longs. L'asphyxie dont l'enfant était menacé l'obligeait de suspendre sa toux pour reprendre sa respiration. Lorsque la phlegmasie empirait, le timbre de la toux complètement modifié ne rappelait que d'une manière confuse celui de la coqueluche; lorsque, au contraire, l'inflammation s'améliorait, le nombre des quintes augmentait, et elles reprenaient leur caractère normal. Un bon nombre de faits de coqueluche compliquée ont passé sous nos yeux depuis la première édition de cet ouvrage; mais, excepté dans un seul cas observé par l'un de nous (Barthez), nous n'avons jamais été assez heureux pour constater un fait de guérison immédiate et soutenue sous l'influence d'une affection intercurrente. La complication a quelquefois emporté le malade, mais elle n'a pas emporté la coqueluche. » Cette opinion est tout à fait celle du Docteur West, qui a noté que, dans les cas où une broncho-pneumonie complique la coqueluche, les caractères pathognomoniques de cette dernière maladie peuvent bien diminuer, mais l'état de l'enfant s'aggrave et se termine souvent par une mort quelquefois très-prompte. » Brochin (1) croit à l'influence désastreuse de la rougeole sur la coqueluche, malgré, ajoute-t-il, de rares affirmations contraires.

De tout ce qui précède, il est facile de se convaincre que deux opinions principales sont en présence. Dans la première (Rufz), on nie toute influence des pyrexies sur les névroses; la seconde au contraire (G. Sée), regarde comme fondé l'aphorisme d'Hippocrate. Tous

(1) *Dictionnaire de Dechambre.* Article « Coqueluche » par Brochin.

les auteurs ne font que se rallier à l'une ou à l'autre de ces opinions ; beaucoup se contentent de les citer sans se prononcer, et quelques-uns même les passent complétement sous silence. Une différence si marquée dans les opinions est surprenante assurément ; car on conçoit difficilement, ce me semble, que l'étude et l'interprétation des mêmes cas pathologiques aient pu donner lieu à des résultats opposés, si ces faits eussent été l'objet d'une judicieuse observation ; la contradiction ne pouvant exister dans les faits eux-mêmes, mais dans la façon de les comprendre et de les appliquer à telle ou telle idée.

Rilliet et Barthez (1) me paraissent cependant avoir expliqué peut-être cette divergence d'opinions, lorsqu'ils émettent, sous forme dubitative, que les fièvres éruptives seules pourraient bien exercer sur les névroses l'influence favorable attribuée indistinctement à toutes les maladies fébriles intercurrentes. « Il serait possible, disent-ils, que les fièvres éruptives eussent le privilège d'exercer une influence favorable sur la chorée, effet qui serait refusé à des phlegmasies aiguës. Bien que la proportion des cas dans lesquels la complication a influé d'une manière évidente sur la marche et la durée de la maladie, soit assez considérable, nous nous garderons bien d'ériger le fait en loi ; nous serions peut-être démentis par l'expérience ultérieure. Mais, satisfaits d'avoir attiré sur ce sujet l'attention des observateurs, nous abandonnons la question à l'avenir qui prononcera. »

(1) Rilliet et Barthez, *loc. cit.* t. I, p. 577.

CHAPITRE II

Observations de Rougeoles survenues dans le cours des Névroses

OBSERVATION I. — *Accès épileptiformes revenant surtout la nuit ; rougeole intercurrente ayant amené une diminution considérable, une disparition presque complète des accès.*

Joséphine V.... née à Chazeau, âgée de 3 ans 5 mois, entre le 1er décembre 1873, salle Saint-Ferdinand n° 3. Cette enfant à facies coloré et d'une bonne constitution, est prise, depuis le mois d'août dernier, de convulsions qui sont précédées de tiraillements abdominaux plus ou moins douloureux. Ces convulsions sont caractérisées par des contractures de tous les membres et surtout des bras, sans perte de connaissance ; elles ont lieu principalement la nuit, s'accompagnent d'émission involontaire d'urine et se répètent plusieurs fois par semaine. Il y a quelque temps, la petite malade a rendu dans ses selles, et à un intervalle de plusieurs semaines, deux lombrics de 12 à 15 centimètres de longueur.

Fonctions digestives excellentes ; rien au cœur ni aux poumons.

2 décembre. — La malade a uriné au lit ; probablement elle a eu une crise cette nuit. Santonine 50 centigrammes.

3 décembre. — Crise sans perte de connaissance ; simples convulsions des bras et légèrement des yeux, qui durèrent 5 à 6 minutes, après quoi la malade a repris son état habituel. Huile de ricin, 10 grammes.

5 décembre. — Suppression de la santonine qui n'a amené l'expulsion d'aucun lombric. Sulfate de zinc, 5 centigrammes.

6 décembre. — Hier un accès très court (1 minute ou 2) ; un seul bras a fait quelques contorsions, puis tout est rentré dans l'ordre.

10 décembre. — Trois crises, dont une avec perte de connaissance, les pouces tournés en dedans. Suppression du sulfate de zinc. Bromure de potassium, 2 grammes.

20 décembre. — Les accès se reproduisent plusieurs fois en 24 heures.

22 décembre. — Les crises paraissent encore plus fréquentes. Bromure de potassium, 3 grammes.

29 décembre. — Langue un peu sale, état d'abattement, sans fièvre. Pas de crises depuis deux jours. Légère éruption papuleuse sur la face et les membres. Suppression du bromure.

Potion........ { Elixir de Garus, 20 grammes.
Eau de mélisse, 1 gramme.

30 décembre. — Eruption rubéolique confluente et généralisée. Accablement ; pouls 32 au quart.

11 janvier 1874. — La malade sort ; elle n'a rendu aucun lombric pendant son séjour à la Charité. La rougeole a évolué normalement et a disparu, les crises ont beaucoup diminué de fréquence et d'intensité ; elles ont presque disparu.

OBSERVATION II. — *Chorée généralisée et ancienne ; bons effets d'une rougeole intercurrente contractée dans le service.*

Marie Antoinette O..., 9 ans, née à Veyssilieu, entre le 30 avril 1877, salle Saint-Ferdinand, n° 17.

Cette jeune fille n'a jamais eu de rhumatisme; mais sa sœur âgée de 11 ans est actuellement atteinte d'un rhumatisme polyarticulaire aigu.

Depuis un an, sans cause appréciable, la malade a des mouvements choréiques généralisés, et, depuis 2 mois, ils sont devenus tellement désordonnés qu'ils gênent considérablement la marche. La parole est embarrassée. Pas de trouble de la sensibilité.

2 mai. — La marche est presque impossible sans soutien, la parole saccadée. Quelques mouvements de la face et de la langue. La malade peut manger seule, quoique difficilement. Absence des points spinaux. Les bruits du cœur sont éclatants, sans souffle.

4 mai. — Le traitement a consisté en lotions glacées quotidiennes; aujourd'hui 3e lotion. La marche est plus facile; la malade boit et mange seule; cependant les mouvements choréiques sont encore bien marqués et généralisés, même à la face. Larmes faciles.

7 mai. — 5e séance de glace; la parole devient plus facile Nous apprenons qu'étant chez elle, cette jeune fille avait des hallucinations fréquentes; elle rentrait alors effrayée et montrait à sa mère des animaux imaginaires.

14 mai.— 11e séance. Quoique améliorés, les mouvements choréiques sont toujours généralisés.

17 mai.— 14e séance. Depuis hier, la malade a un peu de fièvre avec céphalalgie et léger coryza.

18 mai. — Depuis ce matin, éruption rubéolique déjà généralisée, avec fièvre modérée. Les mouvements choréiques sont presque nuls, la malade est tranquille dans son lit. Rien au cœur.

19 mai. — Plusieurs vomissements; langue blanchâtre. L'éruption est peu confluente; légère élevure formée par les taches; fièvre assez vive; chorée peu prononcée.

22 mai.— Apyrexie; l'éruption a laissé quelques rares macules.

8 juin. — La malade est bien améliorée; elle prend facilement à terre un petit objet et porte brusquement mais sans hésitation sa cuillère à la bouche.

11 juin. — On reprend les séances de glace interrompues par la rougeole.

19 juin. — 8 séances. Les mouvements choréiques sont nuls; simple brusquerie des mouvements. Etat général bon.

20 juin. — Sort. Guérison.

Observation III. — *Chorée assez intense avec souffle mitral; amélioration notable par les lotions rachidiennes glacées. Guérison définitive par une rougeole intercurrente.*

Anne Deschelette, âgée de 7 ans, entre à l'hôpital, salle Saint Ferdinand nº 24, le 26 août 1874.

Cette enfant présente des mouvements choréiques depuis 2 mois 1/2 environ ; sa mère les attribue à une vive frayeur causée par l'orage du 22 juin dernier. Les mouvements choréiques sont peu marqués; ils existent aux bras et aux jambes. Etat général bon; intelligence assez développée. A la pointe du cœur, souffle au premier temps.

Il n'a été fait aucun traitement jusqu'à ce jour. On soumet la malade aux lotions glacées rachidiennes.

4 septembre. — La malade a eu trois lotions. L'état est à peu près le même. L'enfant peut s'habiller et se déshabiller facilement seule; les mouvements choréiques sont généralisés et occupent les muscles des membres et du tronc, mais non ceux de la face. Ils ne paraissent pas plus marquées d'un côté que de l'autre. Pas de fièvre.

14 septembre. — La malade a tous les jours une séance de glace.

26 septembre. — On constate tous les jours une certaine amélioration de la chorée. Depuis ce matin petit mouvement fébrile.

28 septembre. — Eruption de petites taches érythémateuses, légèrement papuleuses et disséminées sur toute la surface du corps, un peu plus confluentes à la face. Congestion vive des conjonctives avec un peu de catarrhe nasal. Pouls 29. Un peu d'abbattement. Les mouvements choréiques paraissent un peu moindres. Suppression des lotions glacées. Potion : teinture d'aconit 10 gouttes.

29 septembre. — Pouls 32. Eruption très confluente. Chorée moindre.

30 septembre. — L'éruption commence à pâlir. Les mouvements choréiques ont presque complétement disparu.

1er octobre. — L'éruption a disparu, laissant des macules à la face interne des avant-bras.

13 octobre. — La malade sort complétement guérie. Un spécimen de son écriture à son entrée et à sa sortie montre une différence frappante ; actuellement les caractères sont tracés d'une main sûre et sans brusquerie.

OBSERVATION IV. — *Chorée non rhumatismale. Simple tic des muscles animés par les spinaux, sans mouvements désordonnés de la tête ; très-peu de mouvements choréiques dans les membres. Amélioration très-peu sensible par les lotions glacées. Rougeole intercurrente ayant amené la guérison.*

Marie Imbert, née à Tournus (Saône-et-Loire), âgée de 6 ans, salle St Ferdinand, numéro 28, entrée le 1er mai 1877. — Variole à 6 mois ; pas de cicatrices vaccinales. Pas de rhumatisme antérieur. C'est pour la première fois que cette petite fille est atteinte de chorée. Le début de cette affection remonte à 3 mois ; comme traitement, elle a pris un sirop dont l'action a été complétement nulle, puisque la maladie a toujours été en s'aggravant. Actuellement, mouvements désordonnés des membres supérieurs, mais peu accusés. Marche presque normale. Pas de trouble de la sensibilité. Voix sourde, un peu nasonnée : amygdales volumineuses, surtout à droite. Rien du côté du tube digestif ni des voies respiratoires. Premier bruit cardiaque un peu prolongé à la base.

2 mai. — Pas de point spinal. Les mouvements choréiques sont peu prononcés et ne consistent qu'en quelques secousses légères dans les membres supérieurs et dans les épaules surtout. Marche facile. Première séance de glace.

5 mai. — Quatrième séance de glace. Les mouvements désordonnés sont nuls en dehors des mouvements volontaires ; ces derniers sont à peine saccadés.

7 mai. — Cinquième séance de glace.

8 mai. — Les mouvements sont légèrement saccadés. La malade peut rester longtemps immobile.

18 mai. — Quatorzième séance de glace. Un peu de brusquerie dans les mouvements et quelques secousses dans les épaules.

22 mai. — Fièvre légère; un peu d'abattement et de toux.

23 mai. — Eruption de rougeole généralisée et discrète. Larmoiement; rougeur des conjonctives; fièvre et abattement (Il y a plusieurs rougeoles dans la salle).

28 mai. — Les mouvements sont encore prononcés. La petite malade a encore une certaine peine à crocheter les agrafes de sa robe. L'éruption a complétement disparu.

20 Juin. — Sort complétement guérie. Les mouvements choréiques ont disparu. Bon état général.

Observation V. (Rilliet et Barthez). *Chorée généralisée, guérie par une rougeole intercurrente.*

Garçon de 14 ans, atteint de chorée générale médiocrement intense de deux mois de date Traitement sans succès par les bains froids depuis 22 jours. A partir du jour où se développent les premiers symptômes d'une rougeole, les *mouvements choréiques sont presque généralement suspendus.*

Au cours du quatrième jour, l'éruption rubéolique paraît. Elle parcourt ses périodes sans complications; le sixième jour, elle a presque entièrement disparu : *les mouvements choréiques sont nuls.* Vingt jours plus tard, l'enfant quitte l'hôpital. Pendant toute cette période, la chorée n'a pas reparu.

Observation VI. — *Chorée intense non rhumatismale, guérie complétement par une rougeole intercurrente.*

Sicard Elisabeth, née à Ste-Elbe (Loire) âgée de 5 ans, 9 mois, entre le 16 octobre 1879, à l'hospice de la Charité, salle St-Ferdinand, numéro 35.

Vaccinée. Parents bien portants, non rhumatisants. Elle-même n'a jamais eu de rhumatisme.

Il y a 2 ans, à la suite d'une vive frayeur, cette petite fille eut des mouvements choréiques généralisés mais peu intenses; ils étaient même assez légers pour ne pas inquiéter les parents, qui prenaient ces désordres de la motilité pour un caprice d'enfant et qu'ils qualifiaient de mauvaise manière. Aucun traitement ne fut institué.

En avril 1879, sans cause connue, la chorée augmenta considérablement d'intensité. Mouvements désordonnés, continuels et généralisés; les membres supérieurs, les inférieurs, la tête étaient pris en même temps. La chorée n'était pas plus marquée d'un côté que de l'autre. Parfois même les mouvements devenaient tellement violents que pendant 2, 3, quelquefois 5 jours, la petite malade ne pouvait ni manger seule, ni marcher; couchée, on était obligé de la veiller continuellement et de la maintenir de force dans son lit, pour l'empêcher de se jeter à terre. Malgré la gravité de la chorée, on ne fit aucun traitement. Un médecin qui vit cette enfant avait conseillé des bains sulfureux ou de préférence son entrée à la Charité ; on ne suivit ni l'un ni l'autre de ces conseils.

La chorée persista aussi intense jusque vers le 20 ou 22 septembre 1879. A cette époque survint une éruption rubéolique médiocrement confluente et qui évolua normalement. Les mouvements choréiques, très-intenses avant l'invasion de la fièvre, disparurent avec l'apparition de l'exanthème morbilleux. « La rougeole, nous dit la mère, a guéri complétement la danse de Saint Guy. »

Nous avons insisté pour qu'on laissât pendant quelques jours cette enfant à la Charité, afin de l'observer avec plus de soin. Le prétexte de son admission a été un peu de diarrhée sans aucune gravité, avec quelques coliques.

Cette enfant est bien constituée ; son état général, excellent. Petite toux sèche, un peu éteinte ; voix légèrement voilée. Rien d'anormal à l'auscultation des poumons. Les battements cardiaques sont nets, peut-être le premier bruit est-il un peu soufflant?

Quant aux mouvements choréiques, ils sont nuls. Ainsi la malade peut garder le repos sans bouger pendant plus d'une minute ; elle peut coudre, enfiler une aiguille, feuilleter un livre adroitement. On ne peut pas même noter dans tous ses mouvements la plus légère brusquerie.

18 octobre. — Très-léger mouvement subfébrile, un peu d'abattement. Légère diarrhée.

23 octobre. — La malade sort, sans qu'on ait constaté de mouvements choréiformes. L'état subfébrile a disparu.

OBSERVATION VII. — *Coqueluche assez intense et récente, exaspérée d'abord par une rougeole intercurrente ; elle diminue avec la disparition de l'exanthème fébrile.*

Rénée Batia, 4 ans, 9 mois, née à Lyon, salle St-Ferdinand, numéro 28, entrée le 19 janvier 1874. Très-bonne constitution. Coqueluche depuis 15 jours environ. Les quintes ne sont pas très fréquentes, mais elles sont fortes et s'accompagnent souvent de vomissements. Pas de complications du côté des organes thoraciques. Potion : sirop de belladone, 15 grammes.

21 janvier. — Quelques râles muqueux et ronflants; la respiration serait bruyante la nuit.

5 février. — Les quintes sont plus intenses. Sirop de belladone, 20 grammes.

6 Février. — Les quintes sont encore plus intenses. Un peu de fièvre. Sp. de belladone 25 grammes.

7 février. — Pouls 34. Les quintes sont très-intenses et très-rapprochées. Abattement. Quelques petites taches rubéoliques mal dessinées à la face et la partie supérieure du tronc. Crachats purulents.

Potion....... { Sp. d'ipéca 10 grammes.
Rhum 10 grammes.

9 février. — La rougeole est très-confluente ; les taches sont un peu vineuses. Les quintes de toux ne paraissent guère modifiées. Bouffissure de la face. P. 37.

10 février. — Eruption purpurique ne s'effaçant pas sous le doigt. P. 32. Abattement. Rien à l'auscultation.

11 février. — P. 35. L'éruption purpurique est très-prononcée ; mais elle commence à pâlir en certains points.

12 février. — P. 30. Etat général meilleur. L'éruption purpurique tend à disparaître de plus en plus.

17 février. — L'éruption a disparu. Bouffissure de la face; urines normalement colorées, non albumineuses. Les quintes sont moins fortes et moins nombreuses.

14 mars. — Depuis plusieurs jours, la malade n'a plus de quintes de coqueluche.

19 mars. — Sort, n'ayant que quelques quintes de coqueluche très-rares.

Observation VIII. — *Coqueluche avec ulcération sublinguale; bronchite consécutive à une rougeole intercurrente, qui a exercé une très-heureuse influence sur la maladie primitive.*

Prudhome Jeanne, 3 ans, salle St-Ferdinand, nº 30. Coqueluche depuis 3 mois, pour laquelle elle a déjà fait un séjour dans la même salle; elle est sortie il y a 20 jours sans amélioration.

Elle rentre le 30 mai, pour une rougeole qui a paru hier. Anorexie, un peu de dyspnée. Dans les deux poumons et en arrière, respiration un peu rude et râles humides nombreux.

1er juin. — L'éruption pâlit. Les quintes, qui étaient très-nombreuses, il y a quelques jours, sont moins fortes. Pendant les jours suivants, symptômes de bronchite.

19 juin. — Quintes légères; toux rare.

27 juin. — L'amélioration persiste.

6 juillet. — La malade sort, sans avoir de nouvelles quintes de coqueluche. Guérison complète.

Observation IX. — *Coqueluche guérie par l'intervention d'une rougeole contractée dans la salle.*

Bruyat Marie, 5 ans 1/2, Lyon, salle St-Ferdinand, nº 22. Non vaccinée, mais a eu la variole. Coqueluche depuis 6 mois. Les quintes assez fréquentes sont quelquefois suivies de vomissements alimentaires et de crachats filants. Pas d'ulcération du frein de la langue. Constipation plutôt que diarrhée.

22 janvier 1878. — Trois quintes cette nuit. Apyrexie. Râles muqueux disséminés. Iodure de pot. 25 centigrammes.

23 janvier. — 8 quintes dans les 24 heures. Un peu de fièvre et d'abattement.

24 janvier. — 13 quintes.

26 janvier. — 16 quintes. Chloral 50 centigrammes, Brom. pot. 1 gramme.

27 janvier. — 16 quintes.

28 janvier. — 11 quintes.

29 janvier. — 9 quintes.

30 janvier. — 7 quintes et de même les jours suivants.

15 février. — Rougeole à forme discrète, sans beaucoup de fièvre. L'éruption est généralisée.

20 février. — L'éruption est complètement passée. Le soir dyspnée assez forte. Teinte plombée, respiration fréquente. P. 36. Les quintes de coqueluche ont disparu depuis la rougeole

La petite malade présenta ensuite des accidents pneumoniformes avec température élevée, 40° environ pendant 3 jours.

Le 19 mars, sort complétement guérie de sa coqueluche et de ses accidents pulmonaires.

Je ne ferai que résumer brièvement les observations suivantes, qui offrent, du reste, beaucoup d'analogie avec celles qui précèdent.

Observation X.

Billon (Eugénie), née à Nantua (Ain), entre le 29 mai 1873, salle St-Ferdinand, n° 3, pour une coqueluche de médiocre intensité, qui date de 4 mois. Rien aux poumons.

11 juin. — Lég`re toux grasse; conjonctivite.

23 juin. — Eruption discrète de varioloïde, presque sans fièvre. La varioloïde suit son cours normal; le 30 elle a disparu, la desquamation est complète. Toujours mêmes quintes.

Le 13 juillet, éruption rubéolique assez confluente. P. 30. Les quintes de coqueluche paraissent peu modifiées.

28 juillet. — Sort guérie. On ne décrit pas l'état des quintes

Observation XI.

Vernay (Marie), 2 ans 1/2, salle St-Ferdinand, n° 4 : entrée le 6 janvier 1873 pour une coqueluche ordinaire.

27 février. — Eruption confluente de rougeole avec fièvre. Depuis deux jours la toux est plus quinteuse. Dans les jours suivants les taches deviennent purpurines et persistent jusqu'au 6 mars.

7 mars. — Depuis la rougeole, les quintes de coqueluche sont moins violentes et moins fréquentes.

1er avril. — Sort ; encore quelques quintes.

Observation XII. — *Rougeole assez confluente chez une petite fille atteinte de coqueluche modifiée heureusement par l'exanthème.*

Clerc (Joséphine), 3 ans, salle St-Ferdinand, n° 4, entre le 23 juin 1875, pour une rougeole généralisée et assez confluente. Depuis trois semaines, elle a une coqueluche, dont les quintes fréquentes s'accompagnent de vomissements alimentaires.

25 juin. — L'éruption a pâli. Un peu d'agitation pendant la nuit. Les quintes de coqueluche sont très-modérées ; 5 à 6 seulement par jour.

27 juin. — Disparition de l'éruption. Encore quelques quintes.

10 juillet. — Sort ; guérison.

Observation XIII.

Follet (Marie), née à Lyon, entre le 4 décembre 1877, pour une coqueluche dont la date est ignorée. C'est une enfant chétive et très-maigre. Depuis son entrée, les quintes augmentent d'intensité.

28 décembre. — Eruption de rougeole généralisée, avec fièvre médiocre. La coqueluche diminue pendant l'éruption, pour reprendre plus forte après. Amaigrissement et marasme progressifs. Les quintes continuent aussi fortes, mort le 15 janvier 1878.

Observation XIV.

Basset (Joséphine), 2 ans 1/2, entre le 15 novembre 1877, salle St-Ferdinand, n° 6, pour une coqueluche qui date de 15 jours. Petite fille rachitique.

18 décembre. — Rougeole généralisée avec fièvre vive (40°).

21 décembre. — L'éruption pâlit. Les quintes de coqueluche, qui avaient disparu pendant l'éruption, reviennent, mais sans reprise.

10 janvier 1878. Sort presque guérie.

Quelques mots suffiront pour résumer les 14 observations contenues dans ce chapitre.

Nous voyons la rougeole survenir une fois dans le cours d'accès épileptiformes, 5 fois chez des enfants choréiques et 8 fois dans le cours de la coqueluche. L'influence de la fièvre éruptive n'a pas été tout à fait identique dans ces diverses affections. Dans l'observation I, la rougeole a pour premier effet d'augmenter les accès épileptiformes, pendant sa période d'incubation ; mais, dès qu'apparaissent les premiers symptômes de l'exanthème morbilleux, les crises disparaissent et plus tard elles ne se reproduisent que très-rarement.

Dans les 5 cas de chorée, la rougeole, pendant sa période d'incubation, ne détermine point une exaspération de la maladie primitive, elle semble plutôt avoir un effet contraire. En tous cas, l'éruption amène soit une amélioration progressive et suivie d'une prompte guérison, soit la disparition brusque et permanente des mouvements choréiques (Obs. VI.) Nous ne faisons que signaler, en les résumant, les résultats de nos observations. Pour éviter de nous répéter à propos de chaque fièvre éruptive, nous nous réservons de discuter, dans un chapitre spécial, les conditions favorables ou nuisibles à cette influence thérapeutique des fièvres éruptives en général sur les névroses.

Dans 2 observations (VII et XI), la coqueluche commence par augmenter d'intensité 2 ou 3 jours avant l'apparition de la rougeole; les quintes restent stationnaires ou même augmentent encore pendant l'éruption, mais avec la disparition de la fièvre surviennent une amélioration et une guérison plus ou moins rapide de la maladie primitive.

Dans les 6 autres observations de coqueluche, on ne trouve pas cette exaspération des quintes au moment de l'invasion de la fièvre éruptive; elles diminuent au contraire avec elle, et cette amélioration est permanente. La durée de la coqueluche semble avoir bénéficié de l'intercurrence de la rougeole. Si dans un cas, (obs. XIII) les quintes reviennent plus fortes après, c'est que la rougeole se complique d'une broncho-pneumonie rapidement mortelle, et nous verrons, par les observations contenues dans le chapitre VI, que la broncho-pneumonie ne modifie guère les quintes de la coqueluche, quand elle n'en amène pas la recrudescence.

CHAPITRE III

Observations de Varioles et de Varicelles survenues dans le cours des névroses

OBSERVATION XV. — *Hystéro-épilepsie. Varicelle intercurrente faisant disparaître la maladie primitive.*

Corbet Césarine, 14 ans 1/2, dévideuse, entre le 28 mars 1876, salle Saint-Ferdinand, n° 20.

Bonne santé habituelle : rien dans les antécédents. Première menstruation le 15 février dernier ; 8 jours après, la malade ressentit des crampes d'estomac, des nausées, puis tomba à la renverse ; la crise dura 1/2 heure environ.

Le 13 mars, 2e menstruation peu abondante ; 9 jours après, une crise analogue à la première. Ces deux crises n'ont pas été précédées d'aura, mais elles ont été suivies de perte complète de connaissance et de pleurs abondantes avec convulsions. Jamais de miction nocturne involontaire ; pas de troubles digestifs. Pas de boule hystérique ; pas de sensibilité ovarienne, pas d'hémianesthésie. Etat général excellent; Bromure de potassium 1 gr.

1er avril. — Les règles ont apparu, le 30 mars, peu abondantes.

13 avril. — Ce matin, crise avec chute et perte de connaissance.

Depuis 2 ou 3 jours la malade se plaignait de céphalalgie.

25 avril. — Menstruation peu abondante. Céphalalgie.

1er mai. — Depuis 3 jours, langue sale ; anorexie, yeux larmoyants. Coryza. Eruption de varicelle sur la face. 2 verres d'eau de Sedlitz.

24 mai. — Sort. Les accès épileptiformes n'ont pas reparu. Très bon état général.

OBSERVATION XVI. — *Hystérie avec spasmes pharyngiens consistant en mouvements bruyants et fréquents de déglutition et d'expuition pharyngée. Insuccès des moyens ordinaires. Guérison par une varioloïde intercurrente. Zôna thoracique droit après la desquamation de la variole.*

Pessonneau Madeleine, 14 ans 9 mois, née à Lyon, entre le 8 août 1876, salle Saint-Ferdinand n° 30.

Père bien portant, alcoolique. Deux frères et sept sœurs bien portants ; aucune de ses sœurs n'est hystérique.

Vaccinée avec succès. Rougeole à l'âge de 6 ans. Réglée il y a un an, toujours régulièrement.

Depuis cinq semaines, cette jeune fille ressent sur le devant de la poitrine une constriction permanente et accompagnée d'un hoquet et d'un rapport. Il y a 8 jours, elle prit une crise sans perte de connaissance. Cette crise dura une demi-heure environ, avec convulsions et sensation d'étouffement. Depuis, son état ne s'est pas modifié.

Actuellement, elle fait des mouvements de déglutition, avale de l'air et le rend presque aussitôt. Ces déglutitions sont isochrones aux respirations ; la volonté n'a pas d'action sur elles. La parole est brève et entrecoupée.

Ces accidents ne sont pas modifiés par les époques cataméniales. L'ovaire gauche est irritable, et, lorsqu'on le comprime, la respiration s'accélère et les mouvements de déglutition s'arrêtent. Pupilles dilatées. L'impression des doigts n'amène pas le sommeil.

10 août. — Même état. Pulvérisation d'éther sur la nuque.

11 août. — Un peu de météorisme abdominal. On continue les pulvérisations. Brom. pot. 6 gr. Chloral 1 gr.

18 août. — La malade a eu 8 pulvérisations d'éther. Plaques érythémateuses sur les joues, le menton et la région axillaire.

19 août. — Clou hystérique. Liq. Fowler 6 gouttes. Vin de Quina.

23. Malaise général ; douleurs abdominales. Syncope. Pouls très-petit, aspect expirant. Pupilles dilatées. Rapports toujours fréquents.

30 août. — Les déglutitions sont toujours les mêmes ; néanmoins la malade mange sans aucune gêne, sans que les mouvements cessent. Pendant tout le temps qu'on l'électrise, les mouvements cessent pour reparaître immédiatement.

7 septembre. — Deux séances d'électricité par jour. Suppression de la liqueur de Fowler. Pot. teint. de noix vomique 5 gouttes.

20 septembre. — Toujours 2 séances électriques par jour ; il n'y a pas d'amélioration en les interrompant. L'état est stationnaire.

Non reglée depuis le 8 août. Pot. sp. valériane.

21 septembre. — Inj. hyperdomique d'eau pure, qui arrête les mouvements de déglution pendant 1/4 d'heure environ.

26 septembre. — Même état. La malade refuse de se laisser faire de nouvelles injections. 2 granules d'hyoscyamine.

28 septembre. — Depuis 2 jours, chaleur excessive du front ; pouls normal. Ballonnement du ventre ; une selle spontanée après 8 jours de constipation. N'a pas encore vu ses règles depuis le 8 août. Les mouvements de déglutition paraissent plus précipités depuis hier.

TRS = 39°8. Lav. sulf. soude.

29 septembre. — TRM = 39°9. 2 selles sous l'influence du lavement. Un vomissement spontané. Le hoquet et les spasmes pharyngiens ont cessé à 6 heures du soir. Fièvre vive. Encore un

vomissement ce matin. Accablement sans stupeur. P. 33 Langue blanche, légère cuisson au gosier. Rash scarlatiniforme très marqué dans les deux régions des hypochondres avec pointillé ecchymotique. Nombreuses taches élevées au-dessus de la peau et très-rouges. Suppression de l'hyoscyamine. Pot. teint. d'aconit 10 gouttes.

30 septembre. — Le rash s'efface. Le piqueté purpurique persiste sur le ventre. Petites papules abondantes sur la face. Les convulsions du pharynx n'ont pas reparu.

3 octobre. — Règles apparues le 1er octobre, avec quelques coliques. Pustules commençant à s'ombiliquer à la face.

7 octobre. — Dessication complète. Desquamation commencée à la face. Bon appétit. Le spasme pharyngien s'est montré 2 ou 3 fois ces derniers jours.

16 octobre. — Pas de réapparition du spasme. Desquamation complète. Un peu d'acné furonculeuse. Convalescence. Puis survient un zôna au niveau du 5e espace intercostal droit; le 1er décembre l'éruption herpétique est desséchée.

Règles normales dans le courant de novembre. Plus de spasmes pharyngiens.

7 décembre — Epoques cataméniales ayant commencé le 5.

Depuis hier, sans cause connue, les accidents hystériformes du jappement sont revenus et persistent aujourd'hui, mais ils ne se montrent qu'une heure ou deux après le repas.

16 décembre. — Sort, conservant quelques spasmes pharyngiens qui ne surviennent qu'après les repas et durent très peu.

Observation XVII. — *Incontinence nocturne d'urine. Varioloïde discrète et légère. Guérison de l'incontinence.*

Nicollet Jeanne, 8 ans, née à Genève, entre le 14 sept. 1876. Salle St-Ferdinand, n° 21.

Traces de vaccin Cette petite fille est malade depuis une huitaine de jours; un peu de fièvre, céphalalgie et diarrhée. Pâleur des téguments. Langue normale; légère douleur à la pression épigastrique. Ventre normal.

Rien à l'ausculation des poumons. Souffle au 1er temps et à la base du cœur.

Incontinence nocturne d'urine dont le début n'est pas indiqué.

Prise { ergot de seigle, carb. fer } *áá* 10 centigr.

20 septembre. — Pas de fièvre. Vin de Quina. Sp. d'iod fer.

28 septembre. — Incontinence d'urine moindre.

2 octobre. — Depuis hier soir, fièvre, vomissements; nuit agitée. TAM = 39°7. TAS = 40°7. Peau chaude, sudorale.

3 octobre. — Quelques papules disséminées sur la face et sur les membres. Pas d'incontinence d'urine. Pot. teint. d'aconit 8 gouttes. Passe aux varioleux.

2 novembre. — La varioloïde a été légère. Sort, guérie complètement de son incontinence nocturne d'urine.

Observation XVIII. — *Chorée généralisée et très-intense; bons effets des douches d'éther et des lotions glacées. Varicelle intercurrente ayant paru aider à la guérison complète.*

Bollard (Marie), 8 ans, entre le 27 décembre 1873, salle St-Ferdinand, n° 23.

Cette enfant s'est toujours bien portée. Elle n'a jamais eu de douleurs rhumatismales, ni habité d'endroits humides.

Il y a 15 jours, sans cause connue, elle a présenté des mouvements choréiques généralisés, mais plus accusés du côté gauche. Un peu de difficulté de la parole.

Etat général bon; fonctions digestives normales; sommeil régulier. Rien au cœur. La marche est facile et assez bien coordonnée; cependant les pieds, surtout le gauche, sont agités de mouvements de latéralité.

Cette enfant peut feuilleter un livre de la main droite, mais pas du tout de la main gauche.

28 décembre. — Pulvérisations d'éther quotidiennes.

4 janvier 1874. — La malade a eu 7 séances de pulvérisation, sans aucune amélioration dans son état. Elle ne peut plus mar-

cher seule, et il lui est impossible de se servir de ses mains; elle ne peut plus ni manger seule, ni feuilleter un livre. La face est animée de mouvements qui lui donnent un air ridicule.

On cesse les pulvérisations d'éther et on commence les lotions glacées sur le rachis.

13 janvier. — La malade a eu hier soir des vomissements abondants, accompagnés d'un peu de fièvre. Ce matin elle présente un peu d'abattement; la langue est blanchâtre; l'oppression complète.

20 janvier. — Ce matin, éruption discrète de varicelle, sans fièvre.

21 janvier. — L'éruption se complète, mais elle est assez discrète; apyrexie. Les mouvements choréiques sont toujours intenses.

22 janvier. — L'éruption est sèche. On reprend les lotions glacées interrompues par l'éruption de varicelle.

28 janvier. — 6 lotions glacées en tout. Amélioration telle que la malade peut manger seule, et boire sans verser son vin sur elle.

25 février.— L'amélioration s'est accentuée tous les jours. Les mouvements choréiques sont maintenant imperceptibles; on remarque seulement un peu de brusquerie.

27 février. — Sort parfaitement guérie.

Observation XIX. — *Varioloïde confluente amenant la guérison complète d'une chorée déjà améliorée par les lotions glacées.*

Magnin (Marie) 12 ans, Lyon, entre le 21 juin 1877, salle St-Ferdinand, n° 18.

Vaccinée. Pas de maladie antérieure. Peut-être la rougeole. Pendant tout cet hiver, cette jeune fille a eu des douleurs articulaires qui ne l'empêchaient cependant pas d'aller à l'école. Jamais de palpitations ni d'essoufflement.

Il y a un mois et demi que la chorée, qu'elle présente aujourd'hui, a commencé sans cause connue. D'abord limités au petit doigt de la main droite, les mouvements se sont propagés à tout le reste du corps, et depuis 15 jours elle a dû cesser d'aller à l'école.

Actuellement, les mouvements des mains, des épaules et de la tête en avant sont très-désordonnés. Incapable de coudre, d'agrafer sa robe, elle ne peut tenir dans sa main un objet un peu lourd. Les mouvements sont un peu plus prononcés dans tout le côté droit du corps; ils ne sont pourtant pas très-intenses; la malade peut garder le repos une ou deux minutes, mais les mouvements choréiques sont exaspérés quand elle parle. Pas de point spinal. Rien aux poumons ni au cœur. Peu d'appétit; urines normales.

23 juin. — Première séance de glace.

2 juillet. — Septième séance.

6 juillet. — Dixième séance. Les mouvements sont moins désordonnés.

10 juillet. — Douzième séance; l'écriture de la malade est meilleure. Deux pilules Vallet.

28 juillet. — Simple secousse musculaire; les mouvements sont plus précis.

30 juillet. — Depuis hier, mouvement fébrile, céphalalgie, langue sale; quelques nausées. Suppression des pilules. Teint. d'aconit X gouttes. TRS = 40°9.

31 juillet. — Cette nuit un peu d'agitation; un vomissement. Ce matin, accablement, langue sale, pas de rachialgie. Eruption discrète de quelques pustules varioliques qui pointent à peine. Peau chaude; pouls 38. TRS = 40°9. On fait passer la malade dans la salle des varioleux.

1er août. — Nuit très-agitée. TRM = 40°3 ; TRS = 40°5. Les papules en assez grand nombre paraissent devenir confluentes à la face et sont entourées d'une auréole rouge intense. Plus de mouvements choréiques.

2 août. — P. 25 Nuit meilleure. Quelques lotions froides ont été faites sur le ventre. Les papules sont un peu plus grosses; quelques-unes s'ombiliquent.

3 août. — Ce matin, éruption très-abondante, surtout à la face.

Quelques pustules sont déjà opalines. Un peu d'abattement. TRM = 38°9.

8 août. — L'éruption s'est desséchée sans période de suppuration. La période de desquamation est actuellement très-avancée. Pas de fièvre. Disparition complète de la chorée depuis le début de la variole.

13 août. — Desquamation générale. Convalescence.

23 septembre. — Sort complètement guérie. Les mouvements choréiques n'ont pas reparu. Un spécimen de l'écriture de la malade, à son entrée et à sa sortie, montre une très-grande différence.

Observation XX. — (Rilliet et Barthez). — *Variole survenue pendant le cours d'une chorée et amenant sa guérison.*

Une petite fille de 9 ans 1/2, est prise, trois semaines avant son entrée à l'hôpital, d'une chorée du bras et de la jambe gauches, qui gagne le cou et le visage.

Elle prend pendant 4 jours des bains froids de 5 minutes, sans aucune amélioration. Puis survient une variole, dont les prodromes sont accompagnés d'une agitation extrême, avec humeur chagrine et pleurs pour la moindre cause. L'éruption se fait; elle est confluente, mais remarquable par la petitesse des pustules; plusieurs sont pleines de sang.

L'agitation persiste encore pendant quatre jours ; puis, l'éruption une fois établie, la chorée diminue d'une manière sensible et disparaît rapidement avec l'exanthème.

Observation XXI. — *Varioloïde discrète chez un enfant ayant la coqueluche. Les quintes, après avoir cessé pendant la pyrexie, ont repris après l'éruption et la chute de la fièvre.*

Brun (Joseph), 5 ans 1/2, entre le 27 janvier 1877, salle des varioleux, n° 12.

Vacciné avec succès. Depuis un mois, coqueluche de moyenne intensité. Début de la maladie actuelle, il y a 10 jours, par de la céphalalgie, malaise général et fièvre. Eruption, il y a 6 jours. Les quintes de coqueluche ont cessé presque complètement depuis le début de l'éruption.

Actuellement, la variole est excessivement discrète; elle consiste en quelques pustules non ombiliquées sur les membres et le tronc. Aux membres inférieurs, les pustules commencent à se dessécher.

Râles ronflants et sibilants dans toute la poitrine, sans matité ni souffle. Pas d'expectoration. La toux est simplement grasse, sans caractère de coqueluche.

31 janvier. — L'éruption est plus abondante dans le dos.

La suppuration n'a pas été bien franche.

Dessication complète; un peu d'abattement et de fièvre

2 février. — La desquamation est achevée. La coqueluche revient comme avant la variole; les quintes sont assez prononcées.

13 février. — Sort guéri de sa variole. Encore quelques quintes de coqueluche.

Observation XXII. — *Varicelle intercurrente à une coqueluche de moyenne intensité qu'elle améliore et guérit.*

Brochier (Caroline), 3 ans, née à Paris, entre le 5 janvier 1874, salle St-Ferdinand, n° 11.

Depuis trois semaines, coqueluche avec quintes très-fortes, mais pas très-nombreuses. Depuis quelques jours, la petite malade aurait une céphalalgie très-vive. Malaise général. Cependant son visage est rose et frais, son appétit excellent. Langue un peu saburrale. Quintes de coqueluche avec toux sèche. Teint. belladone 5 gouttes.

24 janvier. — Eruption de varicelle avec fièvre légère.

26 janvier. — L'éruption est assez confluente et commence à se dessécher à la face.

2 février. — La dessication est complète. Toux coqueluchiforme presque nulle.

9 mars. — Sort. La guérison de la coqueluche est complète. La malade n'a qu'un peu d'eczéma du cuir chevelu et un peu de pâleur des téguments.

Observation XXIII. — *Varicelle survenue pendant le cours d'une coqueluche et déterminant une amélioration considérable de celle-ci.*

Oberkorn (Apollonie), née à Genève, 3 ans, entre le 13 janvier 1874, salle St-Ferdinand, n° 2.

On n'a aucun renseignement sur le début de la maladie. Actuellement cette enfant a des quintes de coqueluche bien accusées. La face est un peu rouge ; soif vive, anorexie, pouls fréquent ; peau chaude.

15 janvier. — Fièvre moindre. Pot. sp. belladone 15 gr.

26 janvier. — P. 33. Eruption de varicelle médiocrement confluente. Les quintes de coqueluche paraissent à peine modifiées. Incurvation rachitique des membres inférieurs. Etat général bon.

27 janvier. — L'éruption est devenue un peu plus confluente.

28 janvier. — Les quintes sont moins intenses P. 31. La sérosité des vésicules se trouble.

29 janvier. — Nouvelle poussée de varicelle.

13 février. — Eruption d'eczéma de la face ayant débuté par les vésicules. Quintes moins nombreuses et moins intenses.

8 mars. — Sort. Guérison de la varicelle. Les quintes de coqueluche sont presque nulles.

En résumé, la variole et la varicelle sont survenues dans deux cas d'hystéro-épilepsie. Le premier (Obs. XV) est guéri complètement; dans le second (Obs. XVI) les accidents hystériformes, qui avaient résisté à la médication rationnelle, disparaissent avec l'apparition de la variole. Il faut noter cependant que les prodromes et la dessication de l'exanthème amènent une exaspération passagère des spasmes pharyngiens. Un cas d'incontinence d'urine (Obs. XVII) est guéri définitivement par la même maladie.

Sur 3 observations de chorée plus ou moins intense,

2 fois la variole amène la disparition immédiate des désordres musculaires, après avoir exaspéré (Obs. de Rilliet et Barthez) les mouvements choréiques, au moment de la période d'invasion. La varicelle n'a pas un effet aussi rapide (Obs. XVIII) ; l'amélioration ne se manifeste qu'après l'éruption, et la guérison, aidée par le traitement, n'est complète qu'un mois après.

Enfin, dans les observations de coqueluche, la varicelle, peut-être mieux que la variole, amène pendant l'éruption la suspension des quintes, qui disparaissent ensuite et très-rapidement par les seules forces de la nature.

CHAPITRE IV

Observations de Scarlatines et d'Érysipèles survenus dans le cours des névroses

OBSERVATION XXIV. — *Chorée unilatérale droite d'origine rhumatismale; amélioration par les injections de liqueur de Fowler. Scarlatine intercurrente amenant la guérison de la chorée.*

Hanswirth (Anne), 11 ans, née à Lyon, entre le 8 oct. 1877 à la Charité, salle St-Ferdinand, n° 19.

Traces de vaccin. Non réglée. Cette jeune fille dit avoir eu la variole et la coqueluche, mais n'en précise pas la date. La maladie actuelle remonte à 1 mois 1/2. A ce moment, cette jeune fille eut dans les épaules, les poignets, le cou et les articulations tibio-tarsiennes des douleurs avec gonflement, qui l'obligèrent à rester au lit. En même temps, elle ressentit de violentes palpitations, qui se montrent encore de temps en temps. Elle eut aussi à l'oreille gauche une douleur fixe qui était accrue par les mouvements de mastication. Depuis ce rhumatisme qui la retint plus de 15 jours au lit, elle parle avec une certaine difficulté qui semble liée à une parésie de la langue. Elle est également sujette à de petits mouvements involontaires dans les membres supérieur et inférieur du côté droit, oppression et palpitations par la marche. Actuellement, rien du côté de l'appareil digestif et respiratoire. Au cœur, bruit de soufle systolique dont le maximum est à la pointe; quelques irrégularités dans les battements cardiaques. Quelques mouvements choréiques légers dans le côté droit. Etat général bon.

10 octobre. — Quoique les mouvements soient peu étendus, la malade ne peut pas feuilleter un livre de la main droite; elle ramasse très-difficilement une épingle et ne peut crocheter sa robe. La marche est facile; sensibilité exagérée, tendance aux pleurs. La malade parle lentement comme en scandant ses mots. Inj. liqueur de Fowler, 6 gouttes.

16 octobre. — Les mouvements choréiques paraissent limités au côté droit et consistent en petites secousses qui n'abolissent pas cependant les fonctions du membre.

7 novembre. — 7e inj. de Fowler au bras droit. Badigeonnage à la teinture d'iode sur la région précordiale.

12 novembre. — 9e inj. Légers mouvements dans les doigts de la main droite. Même souffle cardiaque.

19 novembre. — Un peu de fièvre; engorgement sous-maxillaire droit; gosier douloureux; rougeur et gonflement des amygdales. Un vomissement ce matin.

21 novembre. — Eruption pointillée de scarlatine siégeant surtout sur la face antérieure du tronc et au coude. Les mouvements choréiques de la main droite sont presque nuls. TRM=38°6, TRS=39°. Douleur très-vive à la gorge. Quelques semaines auparavant une petite fille atteinte de scarlatine avait couché dans ce même lit. Un peu d'agitation du bras droit.

22 novembre. — TRM = 38°2, TRS = 39°1. L'éruption a pâli d'une manière notable. Les mouvements choréiques sont moindres.

23 novembre. — TRM = 38°1, TRS = 39°. L'éruption a disparu. Plus de mouvements choréiques. Urines non albumineuses; zone urique. Petite adénite gauche.

24 novembre. — TRM = 38°, TRS = 38°9. Urines donnant,

par le refroidissement, un précipité blanchâtre qui se dissout par la chaleur.

Le souffle cardiaque s'entend des deux côtés de la poitrine en arrière. Pas d'oppression.

26 novembre. — T R M = 38° 1. Zone urique très épaisse dans les urines ; indicant assez notable. Pas de douleur rénale. Pas de symptômes thoraciques, ni d'œdème. Un peu d'abattement.

27 novembre. — T R M = 37° 9. T R S = 38° 3.

28 novembre. — T R M = 37° 9. T R S = 38° 8. Les urines renferment toujours une très-grande quantité d'acide urique précipité par l'acide nitrique.

29 novembre. — T R M = 37° 8. T R S = 38° 3.

30 novembre. — T R M = 37° 8. T R S = 38° 4. Mêmes caractères de l'urine. Toujours pas d'albumine, mais matière colorante bleue assez intense. Éruption maculo-papuleuse ne s'effaçant pas par la pression du doigt. Les mouvements choréiques sont nuls.

1er décembre. — T R M = 37° 8. T R S = 38° 3. Eruption de purpura sur les jambes et sur les fesses. Pas d'épistaxis.

3 décembre. — T R M = 37° 7. T R S = 38° 4. Sur les membres on voit des taches ecchymotiques, dont quelques unes sont nombreuses et douloureuses à la pression.

4 décembre. — L'éruption a l'apparence de l'érythème noueux.

6 décembre. — Plus de fièvre. Urines non albumineuses, mais renfermant beaucoup d'urates.

8 décembre. — Douleurs rhumatoïdes dans les membres inférieurs. Plus de mouvements choréiques.

14 décembre. — Desquamation par larges lambeaux aux mains.

25 décembre. — Sort. Guérison complète de la scarlatine et de la chorée.

OBSERVATION XXV. — (Rilliet et Berthez) *Chorée intense guérie rapidement par une scarlatine intercurrente.*

Chorée générale intense, datant de 3 semaines, chez un garçon de 10 ans. 5 bains frais sans succès, 2 sulfureux suivis d'une amélioration de courte durée. Les mouvements choréiques reparurent ensuite avec une nouvelle intensité. La maladie durait depuis un mois, lorsque les symptômes d'une scarlatine se développèrent. Dès ce jour, la chorée commença à diminuer. L'exanthème fut très-léger, mais bien caractérisé. L'amélioration persista et fut de plus en plus prononcée. Six jours plus tard, l'enfant parlait mieux et avec moins de lenteur ; dans son lit ou même levé, il remuait à peine ; il pouvait porter aisément les aliments à sa bouche et marcher avec assez de facilité. L'amélioration se soutint, et la guérison était complète 20 jours après l'apparition de la fièvre éruptive.

Observation XXVI. — *Chorée généralisée et très améliorée par un érysipèle intercurrent de la face*

Charlotte Br...., née à Lyon, âgée de 12 ans, entre le 21 janvier 1874, salle Saint-Ferdinand n° 18, pour une chorée généralisée. On trouve, comme antécédents chez cette jeune fille, une rougeole dans la première enfance ; jamais de rhumatisme. Caractère impressionnable, intelligence assez développée.

Il y a deux mois, à la suite d'une vive frayeur, on vit survenir brusquement des mouvements choréiques plus marqués dans les membres supérieurs ; quelques jours après, la malade reçut un coup sur le côté gauche de la tête, et depuis lors les mouvements devinrent plus accusés. Un traitement de quelques semaines par le bromure de potassium et les grands bains n'amena aucune amélioration sensible.

Actuellement, l'état de la malade paraît avoir empiré depuis une dizaine de jours : les mouvements choréiques sont généralisés et paraissent plus marqués à droite qu'à gauche ; la tête est également le siége de quelques mouvements désordonnés. Néanmoins cette petite fille peut s'habiller seule, boire et manger seule ; la marche n'est guère troublée.

L'état général est bon. Rien au cœur. Hypophosphite de soude 0,50.

23 janvier. — Traitement de la chorée par les pulvérisations d'éther le long de la colonne vertébrale.

30 janvier. — Les pulvérisations ont été faites tous les jours sans amélioration notable, on les remplace par des séances de glace.

19 février. — La malade a eu 9 séances de lotions glacées le long de la colonne; légère amélioration. Aujourd'hui la malade est tombée et s'est fait une contusion à la tête.

12 mars. — Les mouvements choréiques sont toujours bien marqués, malgré 13 séances de glace. Ce matin, fièvre assez vive, engorgement ganglionnaire préauriculaire et bilatéral. Potion teinture d'aconit, 10 gouttes.

13 mars. — La fièvre continue; pouls, 116. Langue sale, quelques nausées; céphalalgie frontale.

14 mars. — Pouls 100. Un peu d'herpès labialis. Les mouvements choréiques sont moindres depuis hier.

15 mars. — Rougeur érysipélateuse avec gonflement occupant la partie médiane du front et la racine du nez. Fièvre intense. La chorée est bien moins prononcée. Sulfate de quinine, 0,40.

16 mars. — Pouls 94. La rougeur ne s'est pas étendue, le gonflement a un peu diminué. Sulfate quinine, 0,30.

18 mars. — Desquamation au front; guérison de l'érysipèle.

21 mars. — Les mouvements choréiques ont disparu à peu près complétement.

25 mars. — La malade sort emmenée par ses parents.

La chorée est guérie; il ne reste qu'un peu de brusquerie dans les mouvements.

Observation XXVII. — *Chorée avec diminution de l'intelligence et bien améliorée par un érysipèle intercurrent consécutif à des piqûres de vaccine.*

Lapras, née à Grand-Croix (Loire), âgée de 8 ans, entre le 19 mai 1875 à la Charité, salle Saint-Ferdinand n° 23.

Rougeole dans la première enfance. Un frère et une sœur bien portants; rien chez les ascendants. Jamais de rhumatisme.

Le père a remarqué que depuis un mois environ le caractère de sa fille s'assombrissait, et que son intelligence, qui était assez vive, commençait à s'obscurcir. Depuis 25 jours, ces symptômes se sont aggravés, et au commencement de mai des mouvements désordonnés et choréiques furent observés dans les membres. Déjà le père avait remarqué fréquemment des grincements de dents pendant le sommeil. L'affection a débuté sans cause appréciable ; on l'attribuait cependant à la jalousie que cette fille avait de la présence de son frère peut-être plus aimé qu'elle. Quoiqu'il en soit, une céphalalgie violente et une tristesse excessive furent les premiers indices qui éveillèrent l'attention des parents ; peu à près éclatèrent les mouvements choréiques que l'on observe actuellement.

La tête et les quatre membres sont continuellement agités par des mouvements désordonnés ; la malade ne peut rester immobile pendant plus de quelques secondes ; elle peut cependant s'habiller seule, mais elle ne peut porter un verre à ses lèvres sans verser sur elle une partie du contenu.

La chorée est plus marquée à gauche.

Fonctions digestives excellentes. Rien au cœur. Traitement : Lotions glacées tous les jours.

24 mai. — 7e lotion glacée. Les mouvements choréiques sont peut-être un peu moins marqués.

1er juin. — 17e lotion.

7 juin. — Vaccination.

9 juin. — Les piqûres commencent à proéminer.

16 juin. — Rougeur érysipélateuse ayant débuté au niveau des boutons de vaccine et s'étendant sur la face externe du bras, jusqu'au 1/4 inférieur. Engorgement des ganglions axillaires.

17 juin. — La rougeur érysipélateuse pâlit. Diminution sensible des mouvements choréiques.

18 juin. — La rougeur a disparu. 40e lotion glacée. Une pulvérisation d'éther.

28 juin. — Marbrures aux deux bras. 45 séances de glace.

2 juillet. Sort. Très-grande amélioration ; néanmoins, il persiste encore quelques mouvements brusques dans les membres supérieurs.

Observation XXVIII. — *Hystérie caractérisée par de grandes crises incomplètes et par de petits accès avec sensation de resserrement pharyngien et projection de la langue. Poussée intercurrente de pseudo-érysipèle de la face en ayant déterminé la cessation.*

Payet Eugénie, 11 ans, entre le 5 décembre 1878, salle St-Ferdinand, numéro 5.

Vaccinée avec succès. Non réglée. Parents bien portants. A l'âge de six ans, angine tonsillaire ayant nécessité l'ablation des amygdales. Cette jeune fille, à facies scrofuleux, est sujette à avoir des engorgements ganglionnaires qui n'ont jamais suppuré. Depuis 18 mois, croûtes dans le nez et tuméfaction consécutive de la lèvre supérieure.

Il y a un an, à la suite d'une grande frayeur (la malade se trouvait dans une voiture dont le cheval s'emporta), éclatèrent, dans la nuit qui suivit l'accident, des crises épileptiformes qui se produisirent depuis lors à diverses reprises et à intervalles variés.

Il y a deux mois, les crises ont recommencé et se sont aggravées comme fréquence.

Actuellement, la malade prend de 5 à 10 crises par jour. Elles varient beaucoup comme intensité et durée. Dans les plus faibles, ce n'est qu'une sensation d'étouffement au larynx avec efforts infructueux de déglutition durant quelques secondes. Dans les crises plus fortes, il y a sensation de lassitude profonde, quelquefois presque perte de connaissance ; pas de convulsions, mais parfois des vomissements.

Dans l'intervalle des crises, céphalalgie fréquente. Intelligence intacte. En dehors des crises, rien du côté de la sensibilité et de la motilité générales ; la région ovarienne n'est pas douloureuse. Bromure potassium, 1 gramme.

16 décembre. — Ce matin quatre crises consécutives sans perte de connaissance avec convulsions des membres supérieurs.

25 décembre. — Plaque érysipélateuse violacée de la région malaire gauche ; douleur à la pression à ce niveau.

7 janvier 1879. — La plaque érysipélateuse a disparu spontanément, sans s'agrandir beaucoup. Pas de nouvel accès hytériforme depuis l'érysipèle.

23 janvier.— Nouvelle plaque érysipélateuse au même endroit. Les crises ne sont pas revenues.

5 février. — Sort sans avoir eu de nouvelle crise, mais avec un facies scrofuleux typique.

Observation XXIX (1). — *Chorée de moyenne intensité; érysipèle et abcès de la face ; cessation rapide des mouvements choréiques.*

H..... âgé de 8 ans, eut, il y a six mois, une première atteinte de chorée qui dura 3 mois. Il fut traité à l'hôpital Ste-Eugénie et en sortit au commencement de janvier 1860, n'ayant plus que quelques mouvements involontaires de la main gauche.

Au milieu du mois de mars, sans cause appréciable, réapparurent des gesticulations du membre supérieure gauche. Ces mouvements allant en augmentant, il fut conduit le 26 mars à l'hôpital Ste-Eugénie dans le service de M. Bergeron. La chorée est de moyenne intensité; il y a de temps à autre quelques mo ments de pronation et de supination, de flexion et d'extension de l'avant-bras gauche. Il y a plus rarement quelques mouvements d'élévation de l'épaule et de rotation de la tête à droite. En même temps, légères grimaces. Dans la marche, la jambe gauche est maintenue avec force ; de temps en temps elle semble s'échapper, de manière à rendre la progression irrégulière, claudicante.

La préhension des objets s'exécute assez facilement, mais avec incertitude ; l'enfant porte un verre à ses lèvres sans en verser le contenu, mais toutefois en l'agitant. La sensibilité cutanée est égale des deux côtés.

27 mars. — Traitement par l'émétique, suivant la méthode de M. Gillette.

1re série : Tartre stibié 0,15, 0,30, 0,45. Repos de 3 jours.

2 av., 2e série 0,20. Les mouvements choréiques n'ont pas diminué.

(1) Long, *De la Chorée*, p. 34. Paris, 1860.

En s'agitant dans son lit, l'enfant tombe sur le carreau et se fait une violente contusion avec épanchement sanguin de la région malaire gauche.

Le lendemain, toute la joue est tuméfiée, tendue, ainsi que la paupière; la peau a une coloration rouge, érysipélateuse. Réaction fébrile intense. P. 100 : peau chaude, céphalalgie, inappétence. L'enfant est calme et n'a que quelques gesticulations insignifiantes. L'érysipèle envahit un peu la joue droite, puis se limite et suit une marche décroissante. Au-dessus de la région malaire, il se forme un abcès qu'on ouvre le 8 avril.

La fièvre disparaît depuis ce jour-là; les mouvements choréiques ont cessé depuis le 2e jour de l'érysipèle. Le traitement stibié n'est pas repris, et l'enfant part guéri le 17 avril.

Observation XXX. — *Coqueluche de moyenne gravité. Eruption scarlatiniforme intercurrente ayant déterminé une amélioration durable de la coqueluche.*

Lafarge, Marie, Lyon, 3 ans 1/2, entre le 1er juin 1874, salle Saint-Ferdinand n° 8.

Cette enfant vient d'une salle de chirurgie où elle avait été admise pour une conjonctivite. Cette affection était guérie, lorsqu'elle contracta la coqueluche ; c'est pour cette maladie qu'on la fait entrer salle Saint-Ferdinand. Les accès de toux convulsive sont très fréquents et en même temps très violents. Les quintes de coqueluche s'accompagnent de fréquents vomissements alimentaires.

Apyrexie. Etat général bon. Sirop belladone 10 grammes.

25 juin. — Même état de la coqueluche. Coup de froid il y a deux jours, et le lendemain conjonctivite récidivée.

Ce matin, on constate une petite ulcération du centre de la cornée droite. Collyre atropine 0,05/30.

26 juin. — La photophobie a diminué beaucoup.

27 juin. — Rougeur scarlatiniforme diffuse et peu intense occupant toute la face et le devant de la poitrine, moins accusée aux extrémités. Peau sudorale. Les quintes de coqueluche ne paraissent pas modifiées.

3 juillet. — L'éruption a disparu au bout de quatre jours. Amélioration de la kérato-conjonctivite. Il ne reste que quelques quintes de coqueluche à peine.

22 juillet. — Sort. Guérison complète. Très bon état général.

Les observations contenues dans ce chapitre nous montrent 2 fois la scarlatine et 3 fois l'érysipèle survenant dans le cours d'une chorée; et leurs prodromes ne déterminent, dans aucun de ces cas, une exaspération momentanée de la névrose. Les mouvements choréiques diminuent au contraire dès le premier ou le second jour de l'éruption; cette amélioration s'accentue encore pendant l'évolution de la maladie intercurrente, et tantôt la chorée disparaît complètement avec la fièvre (Obs. XXIV et XXIX), tantôt la guérison définitive se fait attendre 10 (Obs. XXVI), 15 (Obs. XXVII) ou 20 jours (Obs. XXV). Mais ce qui ressort de ces 5 observations, c'est l'influence heureuse et rapide aussi bien de l'érysipèle que de la scarlatine sur la danse de St-Guy.

Cette influence n'est pas moins manifeste dans l'observation XXVIII, où les crises d'hystérie cessent, pour ne plus reparaître, pendant un érysipèle scrofuloïde de la face.

Enfin, si les quintes de coqueluche (Obs. XXX) ne sont pas modifiées le premier jour où apparaît un exanthème scarlatineux, une amélioration considérable, survient pendant la durée de l'éruption, et trois semaines après on ne trouve plus de traces d'une coqueluche assez intense et dont le début ne remonte pas à un mois.

CHAPITRE V

Observations d'Oreillons et de Fièvres synoques survenus dans le cours des Névroses

OBSERVATION. XXXI. — *Accidents hystériformes divers : secousses de trépidation dans les quatre membres, vomissements alimentaires, nerveux, sans amaigrissement. Oreillons qui amènent la guérison de ces accidents.*

Brochet Marie, née à Paris, 10 ans 4 mois, entre le 23 novembre 1876, salle St-Ferdinand, n° 30.

Traces de vaccin. Rougeole antérieure. Jaunisse il y a quelques années. Enfin, il y a 6 mois, séjour à l'Antiquaille pour une affection osseuse du bras gauche; les deux avant-bras portent plusieurs cicatrices d'anciennes caries. Depuis très-longtemps, cette malade était essoufflée et avait des étourdissements et des bourdonnements d'oreille. Avec cela, troubles gastriques et vomissements alimentaires fréquents. Jamais de rhumatisme.

La maladie actuelle remonte à 13 jours et ne reconnaît aucune cause appréciable, sinon peut-être la chlorose.

La malade se plaint d'abord de manquer de précision dans ses mouvements ; cet état augmente rapidement et bientôt tout son corps présente des secousses involontaires.

Le désordre des mouvements est considérable ; la face seule a été respectée, mais le cou, le tronc et même les muscles abdominaux présentent encore aujourd'hui des contractions involontaires. La marche était impossible ; la malade ne pouvait pas se nourrir elle-même ; les nuits se passaient sans sommeil.

Actuellement, les membres inférieurs et les parois abdominales sont encore agités par des contractions involontaires, augmentant par une impression morale, mais que la volonté de la malade parvient cependant à diminuer. Les contractures sont prédominantes du côté gauche ; même insomnie.

Quant à la sensibilité tactile, elle est notablement diminuée et plus à gauche qu'à droite. Rien du côté des sens. L'état général est assez bon. Plus de vomissements depuis l'apparition de ces mouvements désordonnés. Pâleur des téguments, surtout de la face, décoloration des lèvres et des conjonctives. Toux très-légère ; essoufflement facile. Rien aux poumons ni au cœur. Les membres supérieurs obéissent assez bien aujourd'hui à la volonté; ils ont recouvré une partie de leur adresse, quoique la malade ne puisse encore tenir une aiguille.

Ces mouvements involontaires consistent en secousses électriques, quelquefois assez multipliées pour ressembler à un tremblement. Ils sont plus marqués dans les membres inférieurs que dans les supérieurs ; ils sont très-atténués et même suspendus, quand la malade veut faire un mouvement volontaire. Ce tremblement paraît revenir par accès. La malade marche en dansant, en piétinant très-rapidement.

La pression de la colonne vertébrale ne révèle de douleur sur aucun point. Pupilles également dilatées. Vin de Bordeaux. Pilules Vallet. 3 par jour.

25 novembre. — Hier première séance de pulvérisation d'éther sur la colonne Le tremblement des jambes paraît moins prononcé aujourd'hui. Diminution très-notable de la sensibilité au chatouillement.

28 novembre. — 3 pulvérisations. Marche plus facile et sans tremblements.

29 novembre. — Hier 5e séance de pulvérisation. Les mouvements désordonnés se sont arrêtés; la malade ne conserve que quelques mouvements saccadés dans les jambes, quand elle est observée. Même décoloration des téguments. Urines claires, limpides et non albumineuses; zône urique peu marquée.

30 novembre. — Hier soir, pendant la pulvérisation, forte exaspération des mouvements choréiques dans les jambes et le bras gauche. Deux minutes après, crise de 10 minutes de durée, avec perte de connaissance et convulsions consistant en de violentes secousses et mouvements franchement choréiques dans les bras. On est obligé de maintenir de force la malade dans son lit pour l'empêcher de se jeter à terre. Ce matin, il y a peu de tremblement dans les membres inférieurs et quelques légères secousses dans les membres supérieurs. La pression ovarienne gauche n'est pas douloureuse. La malade n'est pas réglée.

1er décembre. — Hier, 7e séance de pulvérisation. Pas de crise comme la veille.

2 décembre. — 8e séance. Marche facile. Persistance des vomissements alimentaires une heure après le repas. L'appétit est conservé et l'état général est bon.

3 décembre. — Suppression des pulvérisations d'éther. Les vomissements continuent.

4 décembre. — Mouche de Milan au creux épigastrique.

5 décembre. — Les tremblements et les secousses ont augmenté dans les jambes depuis ce matin.

6 décembre. — Pas de vomissements depuis hier.

11 décembre. —Vomissement qui a succédé à un accès choréique.

16 décembre. — Hier soir, un vomissement. Pas de secousses musculaires.

19 décembre. — 4 pilules Vallet. Une seconde mouche de Milan au creux épigastrique. Les vomissements se répètent depuis le 15.

20 décembre. — Vomissements hier soir. Le mouvements ont reparu dans les jambes.

23 décembre. — Quelques douleurs lancinantes dans les deux jambes, jusqu'à la pointe des pieds, ainsi qu'au poignet gauche ; ces lancées sont plus fréquentes dans le côté gauche.

Jusqu'au 1er mars 1877, il y a eu des alternatives de résolution et d'augmentation dans les mouvements choréiques qui se sont localisés surtout aux membres inférieurs.

Quant aux vomissements, ils se sont produits à peu près tous les jours après les repas ; mais ils offrent cette particularité qu'ils arrivent sans efforts et sans grande fatigue pour la malade; c'est une véritable régurgitation. Malgré ces vomissements fréquents, la malade engraisse. On continue le même traitement tonique et on met 5 mouches épigastriques sans résultat.

20 mars. — Vomissements alimentaires immédiatement après le repas, quelques mouvements dans les jambes, qui se répètent les jours suivants.

30 mars. — Vomissement abondant après déjeûner. A la visite, nous trouvons la malade dans un accès de convulsions caractérisées par des secousses dans les membres inférieurs, secousses exagérées par le chatouillement de la plante des pieds. La flexion subite du gros orteil n'arrête pas les convulsions. Accès de larmes, sensation d'étouffement. Quelques convulsions diaphragmatiques.

30 respirations au quart. La pression ovarienne est légèrement douloureuse. Cette crise dure 1/2 heure.

3 avril. — Depuis cette, crise aucun phénomène convulsif ne s'est reproduit, non plus que les vomissements.

Seulement depuis hier, la malade a les oreillons; les deux parotides sont très-tuméfiées.

20 avril. — Guérison complète des oreillons. Les vomissements ne se sont pas reproduits.

24 avril. — La malade n'a eu ni vomissements ni crises hystériformes depuis l'apparition des oreillons.

26 avril. — Sort complètement guérie et notablement engraissée.

Observation XXXIII. — *Parotidite subaiguë ayant guéri complètement une chorée unilatérale droite déjà améliorée par les injections hypodermiques de liqueur de Fowler.*

Gipoudon Jeanne, 8 ans, née à Lyon, entre le 29 janvier 1877, salle Ferdinand, n° 24

Vaccinée avec succès. Rougeole à l'âge de 2 ans. Jamais de rhumatisme chez cette enfant ni dans sa famille. N'a pas eu la coqueluche.

Début de la maladie actuelle, il y a trois semaines ; depuis les mouvements choréiques ont eu une marche progresssivement ascendante. Les parents ont remarqué un changement manifeste dans l'état intellectuel de leur enfant, et surtout une perte sensible de la mémoire. Depuis 4 jours, recrudescence de la chorée qui est limitée au côté droit.

Les mouvements cependant ne sont pas tellement désordonnés qu'ils empêchent complètement la marche. Pas de point spinal. Rien au cœur. Pâleur et décoloration des téguments.

31 janvier. — Les muscles de la face et du tronc ne sont pas pris. Il y a affaiblissement très marqué dans les muscles du côté droit.

1er février. — Elle se sert difficilement de sa main droite pour boire et manger.

2 février. — Première injection hypodermique de liqueur de Fowler 5 gouttes.

22 février. — Les injections ont été faites presque tous les jours, soit aux bras soit aux jambes. Aujourd'hui 15me injection.

28 février. — Les piqûres produites par les injections ont déterminé de petites tumeurs inflammatoires sur l'avant bras droit sans suppuration. Amélioration très-faible des mouvements choréiques, mais l'état général de la malade est meilleur. Première séance de glace.

16 mars. — 11e séance de glace. Un peu de fièvre. Au niveau des dernières côtes gauches, il y a trois groupes de vésicules herpétiques entre le creux épigastrique et l'ombilic. Un autre

groupe solitaire dans le 8e espace intercostal gauche sur la ligne axillaire. La chorée persiste dans le même état.

1er avril. — Malaise général, fièvre vive, rougeur de la face et céphalalgie. Gonflement très douloureux de la parotide droite depuis deux ou trois jours.

2 avril. — Apaisement des symptômes généraux ; la malade mange et demande à se lever. Persistance du gonflement parotidien.

3 avril. — Apyrexie. Encore un peu de gonflement non douloureux de la parotide. Les mouvements choréiques ont complètement disparu. Plus de céphalalgie. La malade se lève et marche facilement.

4 avril. — Presque plus de gonflement.

8 avril. — Sort, guérie de sa parotidite et de sa chorée.

Observation XXXIII. — *Hystéro-épilepsie (Déformation de Lasègue) : Fièvre synoque intercurrente ayant fait disparaître les accès.*

Faizandon Madeleine, 15 ans, entre le 3 juin 1878 à la Charité, salle St-Ferdinand, n° 16.

Vaccinée. Rougeole antérieure. Cette jeune fille habite Lyon depuis 3 ans, où elle est apprentie dévideuse.

Non réglée. Bonne santé habituelle.

Au mois d'octobre 1877, elle éprouva une grande frayeur en tombant un soir sur une personne qui était couchée dans son escalier. Le même soir, elle prit une crise caractérisée par des contractures précédées de chute avec perte de connaissance. Le lendemain pendant toute la journée, la malade eut une série de crises très-rapprochées. La malade part à la campagne, où elle reste 6 mois ; durant cet intervalle, continuation des crises : d'abord crises quotidiennes, puis hebdomadaires, enfin une crise environ par mois.

Depuis que cette jeune fille est revenue à Lyon, c'est-à dire depuis une quinzaine de jours, ces crises sont caractérisées par une chute subite avec perte de connaissance, du coma, de l'insensibilité et des contractures, le tout d'une durée de 1 heure environ, quelquefois deux. Les crises ont été souvent nocturnes; actuellement elles ont rarement lieu la nuit.

6 juin. — Nuit agitée.

7 juin. — Hier soir, une crise de 6 heures 1/4 à 7 heures. Dans la crise, pas de mouvements exagérés des globes oculaires, mais perte de connaissance, contractions cloniques et coma. Pas de cri initial, pas d'écume à la bouche, ni de morsures de la langue ; il ne paraît pas y avoir d'aura prémonitoire. Après la crise, abattement profond, céphalalgie, égarement ; la malade ne conserve pas le souvenir de ce qui s'est passé.

8 juin. — Nouvelle crise hier soir. Vers 8 heures, quelques contractions sous forme de secousses dans les membres supérieurs, mouvements des globes oculaires, puis, cris répétés un peu rauques. La crise véritable ne commence qu'à 9 heures. Perte complète de connaissance, contractions cloniques, trismus, face grimaçante, convulsions des yeux. Pas de cri initial, ni de pâleur de la face. Période de résolution complète au bout de quelques minutes. A ce moment, les yeux sont convulsés en bas et en dedans; insensibilité de la cornée. La crise dure 3/4 d'heure en tout. La malade se réveille complètement brisée et abattue; comme la veille, miction après la crise.

11 juin. — Nouvelle crise.

13 juin. — Fièvre vive, malaise général, céphalalgie, P. 28. TRM = 39°5, TRS = 40°2. Douleur rachidienne; langue sale, pas de vomissements. Début ce matin par un frisson bien accusé, mais de courte durée. Anorexie, cependant l'état général n'est pas en rapport avec la haute température du soir; il n'y a pas de stupeur; la malade dit même le soir qu'elle se trouve mieux que le matin.

14 juin. — TRM = 38°9. Langue saburrale ; pas de nausées. selles normales.

15 juin. — Fièvre moindre. La malade dit qu'elle est guérie. Pas de nouvelle crise depuis le 11.

20 juin. — Nouvelle crise d'hystéro-épilepsie, moins forte. La fièvre a complètement disparu depuis 2 ou 3 jours.

25 juin. — La fièvre n'a pas reparu, non plus que les crises.

La malade reste encore deux mois en observation à la Charité sans qu'elle prenne de nouvelles crises.

30 août. — Sort. Bon état général. Guérison définitive.

Observation XXXIV. — *Hystérie : tic des aboyeurs entrecoupé de baillements. Amélioration passagère par les applications de cuivre. Rechute : nouvelle amélioration par les douches froides et le bromure. Guérison par l'intercurrence d'une fièvre synoque assez intense.*

Fevel (Marie), guimpière, 14 ans, entre le 14 janvier 1879 à l'hospice de la Charité, salle St-Ferdinand, n° 18. Vaccinée, Rougeole et coqueluche en bas âge. Réglée toujours régulièrement. Parents bien portants.

Depuis quelque temps plusieurs crises hystériformes légères. Il y a huit jours, sans cause connue, crise hystériforme avec perte de connaissance. Cette crise fut suivie d'un hoquet continuel, alternant avec des baillements énergiques et se produisant toute la journée pour cesser pendant le sommeil. Ces baillements ont été accompagnés de quelques nausées et de céphalalgie.

Actuellement, la malade présente un hoquet très-fréquent, revenant plusieurs fois par minute et très-bruyant. Il ressemble à un véritable jappement. Le ventre est souple, non douloureux; pas de sensibilité ovarienne, mais de temps en temps sensation de constriction, de boule hystérique. Le hoquet revient par accès, surtout quand on observe la malade. Bromure 2 grammes.

18 janvier. — Ce matin, petite crise hystériforme sans perte de connaissance. Application d'une plaque de cuivre entre les deux épaules.

20 janvier. — Peau un peu verdâtre sous la plaque de cuivre, sans modification de la sensibilité cutanée.

23 janvier. — Très-grande amélioration; le hoquet a disparu, et n'est revenu que pendant 10 minutes le soir; quant aux baillements, ils persistent, mais moindres.

On enlève la plaque de cuivre.

24 janvier. — Persistance de l'amélioration.

27 janvier. — Depuis hier matin, les jappements sont très-intenses; céphalalgie. Suppression du bromure.

28 janvier. — Les aboiements, interrompus un moment, ont repris à 2 heures du matin; la malade a peu dormi.

31 janvier. — Douches froides quotidiennes.

3 février. — De nouveau les hoquets ont diminué.

4 février. — Plus de hoquet. On continue l'hydrothérapie.

6 février. — Quelques jappements aujourd'hui. Les hoquets se produisent seulement à intervalles de plusieurs jours.

3 mars. — La malade sort paraissant complétement guérie.

5 mars. — Après deux jours de guérison apparente, le hoquet a reparu sans cause appréciable.

6 mars. — Hier, le hoquet a duré de 2 à 7 heures 1/2. La malade a pris 2 grammes de chloral hier soir. Le hoquet est revenu ce matin à 5 heures; au moment de la visite, il persiste très-intense (une vingtaine par minute). Boule hystérique; baillements fréquents. A chaque hoquet, l'abdomen rentre dans le thorax, le diaphragme ne se contracte pas. Douches froides quotidiennes.

7 mars. — Les hoquets sont toujours intenses et fréquents. Bromure de pot. 2 grammes.

13 mars. — La malade a pris 6 douches. Hoquets disparus depuis hier. On continue les douches tous les jours. Les hoquets présentent des alternatives d'exaspération et de disparition pendant un mois.

24 avril. — Depuis hier soir, léger mouvement subfébrile, céphalalgie.

25 avril. — Persistance de la fièvre. Frissons répétés. Langue sale, anorexie, céphalalgie. Les hoquets ont disparu.

26 avril. — La fièvre continue; abattement. TRS = 40° 4.

27 avril. TRM = 40°3, TRS = 40°6. Diarrhée et épistaxis légère.

28 avril. — TRM = 40°, TRS = 40°. Vomissements.

29 avril. — TRM = 39°2, TRS = 40°. Rien à la percussion ni à l'auscultation du thorax. Céphalalgie; abdomen un peu douloureux. Ni hoquets, ni baillements depuis le début de la fièvre.

30 avril. — TRM = 40°1, TRS = 40°4.

1er mai. — TRM = 40°, TRS = 39°8. Abattement.

2 mai. — TRM = 39°8, TRS = 39°3. Deux petites selles diarrhéiques. Pas de taches rosées ; taches méningétiques faciles. Léger point thoracique gauche sans signe stéthoscopique.

3 mai. — TRM = 38°4, TRS = 39°. L'appétit revient. Les hoquets ne se sont pas reproduits.

4 mai. — TRM = 38°3, TRS = 38°9.

5 mai. — La fièvre est tombée. Convalescence. Les hoquets n'ont pas reparu

4 juin. — La malade sort guérie sans avoir eu de nouveaux hoquets.

Cependant la guérison, quoiqu'assez longue, n'a pas été définitive ; nous avons appris, en effet, que la malade était entrée à l'Hôtel-Dieu pour la même affection le 25 janvier 1880, mais nous ignorons la durée de son séjour et son état à la sortie.

Observation XXXV. — *Chorée extrêmement intense améliorée par les lotions glacées et guérie complètement par une fièvre synoque intercurrente.*

Cottain (Anne), 11 ans 1/2, entre le 7 août 1874, salle Saint-Ferdinand, n° 36.

Séjour, il y a 4 ans, pour une chorée généralisée qui avait guéri complètement. Récidive depuis 15 jours, sans cause connue. Douches froides. Brom. pot. 1 gr.

2 septembre. — La malade a pris 3 douches froides, et néanmoins la chorée a notablement augmenté depuis son entrée. La marche est complètement impossible ; les mouvements choréiques sont tellement intenses que la malade est parfois projetée hors de son lit. Elle ne peut ni s'habiller ni manger seule ; le sommeil est tranquille ; les mouvements sont généralisés ; face grimaçante, parole entrecoupée, intelligence faible. Rien au cœur. Lotions glacées.

7 septembre. — La malade a eu 4 lotions glacées. Elle peut faire à grand'peine le tour de la salle en trébuchant, mais elle peut se tenir assise sur une chaise.

14 septembre. — Amélioration; la marche est plus facile, quoique désordonnée. La malade mange et s'habille seule, mais maladroitement.

24 septembre. — L'amélioration se maintient. Même état. Les lotions glacées ont été continuées jusqu'à ce jour.

25 septembre. — Vive céphalalgie hier soir. Ce matin peau chaude, pouls 37. TRM =40°6, TRS = 40°6. Rien au cœur; les mouvements choréiques sont un peu moindres. Sulfate quinine 40 centigr.

26 septembre. — TRM =39°3, TRS=39°5. Cette nuit, vomissement bilieux, un peu moins de céphalalgie. P. 34. Langue blanchâtre, plusieurs selles diarrhéiques.

28 septembre. — La fièvre diminue. P. 24. Plus de céphalalgie, la chorée est très-améliorée, l'appétit commence à revenir.

30 septembre. — Apyrexie complète et suppression du sulf. de quinine. Les mouvements choréiques sont nuls, les lotions glacées n'ont pas été reprises depuis la fièvre.

2 octobre. — Urines limpides, peu colorées et sans dépôts; zone rose violacée par l'acide nitrique. Pas d'albumine.

11 octobre. — Sort, sans mouvements choréiques; quelques grimaces de la face seulement. La malade peut écrire facilement et sans brusquerie.

Les deux observations d'oreillons survenant dans le cours d'une névrose et placées en tête de ce chapitre, prouvent bien que cette maladie exerce sur les désordres nerveux la même influence que les fièvres éruptives. Ce résultat était facile à prévoir, surtout si l'on adopte les idées de Colin sur la nature de cette affection.

Dans l'observation XXXI, les accidents hystériformes qui ont résisté à tous les traitements disparaissent entièrement au moment où surviennent les oreillons, malgré le peu d'état fébrile qu'ils déterminent.

Il est à noter, toutefois, que les prodromes amènent une exacerbation de l'hystérie ; la malade, en effet, prend une crise bien caractérisée, deux jours avant la tuméfaction des parotides, tandis que depuis plus d'un mois les phénomènes hystériformes ne consistaient qu'en vomissements et quelques secousses choréiques dans les membres. L'exagération des mouvements choréiques ne se produit pas dans l'observation XXXII. Les oreillons, comme dans l'observation précédente, amènent la guérison complète et définitive de la chorée, déjà améliorée dans ce cas par les lotions glacées et les injections de liqueur de Fowler.

La fièvre synoque également survient une fois dans le cours de la chorée (observation XXXV), sans marquer son apparition par l'exagération des désordres musculaires. Les lotions glacées amènent bien une amélioration légère, mais ce n'est que pendant la durée de la fièvre que les mouvements choréiques disparaissent complètement. La fièvre synoque a encore la même action sur deux cas d'hystérie. Dans le premier (observation XXXIII), l'invasion de la fièvre fait cesser les crises ; la malade est gardée deux mois en observation et on s'assure que la guérison est définitive. La guérison est due à la même influence dans l'observation XXXIV. Il est vrai que, plus de six mois après, la chorée des aboyeurs réapparaît ; mais la fièvre synoque n'a-t-elle pas été plus salutaire que les applications de cuivre et un long traitement par les douches froides et le bromure, qui n'ont amené qu'une guérison passagère de 3 ou 4 jours ?

CHAPITRE VI

Observations de névroses compliquées de diverses phlegmasies

OBSERVATION XXXVI. — *Tic de la face avec mouvements choréiques des membres supérieurs et des épaules. Intercurrence d'une bronchite fébrile, qui ne détermine aucune modification dans l'état de la chorée.*

Robert Marie, 9 ans, entre le 18 septembre 1877 à l'hospice de la Charité, salle Saint-Ferdinand, n° 25.

La maladie actuelle remonte à 1 an 1/2. Il y a un an, séjour de 8 jours dans la même salle pour cette affection.

Cette chorée est caractérisée par un tic facial, consistant en une déviation à droite de la bouche, et se reproduisant à tout moment. Quelques mouvements choréiques légers dans les membres supérieurs. Pas de trouble de la parole. Etat général bon. La chorée est dans le même état qu'au moment de sa sortie de la Charité, il y a un an. — Bromure, 1 gr.

6 octobre. — Le tic est fréquent des deux côtés de la face et

du coû. Quelques mouvements choréiques dans la main droite. Rien au cœur. L'intelligence paraît un peu faible.

12 octobre — Depuis 3 jours, toux assez fréquente. Fièvre. P. 30; peau chaude; état un peu larmoyant des conjonctives. Très-légère rougeur du bord libre du voile du palais. Râles humides disséminés dans les deux poumons. Pot. teint. d'aconit, dix gouttes.

13 octobre. — Toujours râles humides disséminés, plus abondants à droite; point douloureux de ce côté. La fièvre persiste. TRS = 38o4.

15 octobre. — Un peu moins de fièvre. Toujours quelques râles muqueux à la base droite, rien à gauche. Le tic de la face n'est pas modifié. Quelques petites contractions choréiques dans les mains et dans les pieds.

27 octobre. — La fièvre a totalement disparu. Le tic persiste.

11 novembre. — La malade sort dans le même état qu'à son entrée.

Observation XXXVII (due à l'obligeance de mon collègue et ami M. le docteur Ch. Reboul). — *Chorée intense non modifiée par l'intercurrence d'une angine pultacée fébrile.*

Gimbert (Etienne), né à Thizy, âgé de 11 ans, entre le 21 février 1876 dans le service de M. le prof. P. Meynet, salle Ste-Aline, n° 10.

Dans les antécédents du petit malade, on note le père alcoolique, la mère rhumatisante, une sœur morte d'une pneumonie à l'âge de 14 ans, après avoir eu la chorée à plusieurs reprises différentes.

Le malade n'a jamais eu de rhumatisme; il s'est plaint seulement de quelques douleurs entre les deux épaules. Au milieu d'avril 1875, après une vive frayeur, chorée assez intense, guérie après 3 mois de traitement à l'hôpital de Villefranche.

Le 5 février 1876, nouvelle apparition des mouvements choréiques, précédés de douleurs articulaires siégeant principalement aux deux poignets. La chorée a eu une marche progressivement ascendante, avec prédominance du côté droit.

Actuellement, mouvements désordonnés de tous les membres, grimaces de la face. La marche est possible, mais irrégulière. L'enfant peut porter à sa bouche un aliment solide ; mais il ne peut manger sa soupe tout seul, ni boire sans répandre son verre sur lui. De temps en temps, la parole est difficile ; la respiration est gênée; il y a même parfois de la dyspnée. Pulvérisations d'éther.

25 février. — Bon appétit. Le malade peut se lever. 3 granules d'hyoscyamine.

27 février. — 4 granules.

1er mars. — 6 granules. Etat stationnaire de la chorée.

4 mars. — Angine pultacée double. Peau très-chaude, céphalalgie. Pouls 116. — Gêne de la respiration et de la phonation. Pendant 2 jours, moments d'absence avec difficulté de la parole. Pupilles dilatées. Les mouvements choréiques persistent avec la même intensité. Garg. émollient.

7 mars. — Amélioration de l'angine. Encore un peu de fièvre.

11 mars. — Parole difficile. Mêmes mouvements choréiques; faiblesse plus accentuée qu'au début; parfois même difficulté de se tenir sur ses jambes. Vin de quina. 4 pilules Vallet. B. sulf.

17 mars. — Les mouvements choréiques sont beaucoup plus accusés qu'au début. Quelques moments d'absence. Parole très-difficile.

24 mars. — Hébétude plus prononcée.

17 avril. — Sort. La chorée est dans le même état qu'à l'entrée ; mais l'état général du malade s'est amélioré.

Observation XXXVIII. — *Coqueluche d'intensité moyenne ayant succédé à une rougeole, et nullement améliorée par des accès de fièvre intermittente.*

Rivollet (Claudine), 3 ans 1/2, salle Saint-Ferdinand, nº 11, entre le 13 mars 1878 pour une petite toux grasse, non quinteuse. Cette petite fille a eu la rougeole il y a une quinzaine de jours. Appétit conservé, pas de diarrhée ni de fièvre. Quelques râles muqueux disséminés. Impétigo pédiculaire du cuir chevelu avec ganglions cervicaux engorgés.

16 mars. — Toux de coqueluche.

17 mars. — 4 quintes de coqueluche. Chloral 0,50. Bromure, 1 gr.

19 mars. — 6 quintes.

23 mars. — Pas d'ulcération sublinguale.

29 mars. — 4 quintes.

2 avril. — Cyanose, extrémités refroidies. Frisson. Pouls 36. Hier au soir, accès semblable de 4 à 5 h. Réaction pendant la nuit. Rien aux poumons. Lavement sulf. quinine 25 centigr.

3 avril. — P. 41. Resp. 18. 4 quintes de coqueluche. TRM = 40°9. TRS = 39°7. Rien aux poumons.

4 avril. — TRM = 41°2. TRS = 39°6. Un frisson. 5 à 6 quintes de coqueluche. On ne sent pas la rate. Pot. quinine, 20 centigr.

6 avril. — TRM = 40°3. TRS = 39°9. P. 47. Resp. 16. L'auscultation de la poitrine ne révèle rien d'anormal. La toux est très-quinteuse, mais plus voilée.

7 avril. — TRM = 40°3. TRS = 39°4. Quintes de coqueluche bien caractérisées.

8 avril. — TRM = 40°1. TRS = 39°8. Décubitus en chien de fusil. Cyanose, dyspnée. Rien à la percussion ni à l'auscultation du thorax.

9 avril. — TRM = 39°6. TRS = 39°1. Mêmes quintes de coqueluche. Un peu moins d'abattement.

10 avril. — TRM = 37°. TRS = 37° On supprime le sulf. de quinine.

11 avril. — TRM = 36°7. Rien aux poumons. 4 quintes très-fortes de coqueluche.

15 avril. — 3 quintes pendant la nuit. Sp. belladone, 20 gr.

18 avril. — 6 quintes.

19 avril. — 4 quintes. — La coqueluche suit son cours habituel pendant tout le séjour de la malade à la Charité.

19 juin. — La malade sort guérie.

OBSERVATION XXXIX. — *Coqueluche assez intense chez une petite fille rachitique. Broncho-pneumonie rapidement mortelle, qui ne modifie en rien les quintes de coqueluche.*

Froment (Léontine), 3 ans 5 mois, entre à la salle Saint-Ferdinand, n° 5, le 18 octobre 1878.

Non vaccinée. Rougeole, il y a 10 mois. Santé débile.

Début : 3 semaines par de la dyspnée et des vomissements alimentaires fréquents. Toux quinteuse la nuit. Depuis 15 jours, disent les parents, expectoration épaisse et verdâtre après la toux.

Actuellement, toux de coqueluche sans reprise.

Apyrexie, amaigrissement, thorax en sablier, gonflement épiphysaire des os longs.

22 octobre. — Quelques quintes de coqueluche, surtout la nuit.

28 octobre. — La coqueluche est plus intense.

29 octobre. — 20 quintes. Râles muqueux disséminés dans les 2 poumons ; apyrexie.

4 novembre. — Mêmes quintes ; ulcération sublinguale. Respiration, 15.

6 novembre. — Quintes violentes la nuit, dont une avec épistaxis.

9 novembre. — Peau chaude. Resp. 15.

13 novembre. — Resp. 18. P. 42. Quintes nombreuses sans reprises. Un peu de tirage costal. Teint. Droséra, 1 gr.

15 novembre. — 12 quintes. Mêmes râles muqueux.

19 novembre. — 11 quintes pendant le jour seulement. Droséra, 1 gr. 50. Persistance des quintes, aussi nombreuses les jours suivants. La température a été prise plusieurs fois ; elle a varié entre 37°4 et 38°2.

2 décembre. — Mêmes quintes. Légère submâtité droite.

20 décembre. — 6 quintes dans le jour.

11 janvier 1879. — Aggravation de l'état général. Râles muqueux à fines bulles, avec mâtité droite. Resp. 19. P. 48. Abattement. La malade n'a plus la force de tousser.

15 janvier. — TRM = 39°6. TRS 39°8. Affaiblissement progressif. Mort quelques jours après dans l'adynamie.

Observation XL. — *Coqueluche intense, non modifiée par une pneumonie lobulaire intercurrente.*

Charpin (Jeanne), 2 ans, entre le 15 avril 1878, salle Saint-Ferdinand, n° 10.

Bonne santé antérieure. Sœur morte de pneumonie il y a quelques jours. D'après la mère, la maladie de celle-ci aurait débuté comme celle de sa sœur, mais serait à une période moins avancée.

Coqueluche intense depuis 3 semaines.

Actuellement, mouvement subfébrile. P. 39. Resp. 14, avec battement des ailes du nez. Rien à la percussion du thorax. Râles humides dans les 2 poumons.

16 avril. — Quintes de coqueluche bien caractérisées. Enfant rachitique. Toujours un peu de fièvre. Sp. de belladone, 10 gr.

17 avril. — 27 quintes en 24 heures.

19 avril. — Depuis 2 jours, 37 quintes en tout. Peau chaude. Resp. 13.

20 avril. — 18 quintes.

21 avril. — 14 quintes. P. 40 Resp. 15. Toujours battement des ailes du nez. Cyanose des lèvres. Respiration soufflante à droite. Râles muqueux à bulles fines du même côté.

22 avril. — Tirage costal; accablement complet; sueurs froides. Asphyxie lente. Mort dans la nuit.

Observation XLI. — *Coqueluche de moyenne intensité, persistant malgré l'intercurrence d'une pneumonie lobaire gauche et mortelle.*

C.. (Julie), née à Lyon, 5 ans 2 mois, entre salle Saint-Ferdinand, n° 7, le 1er avril 1875.

Coqueluche depuis 2 mois. Depuis quelques jours, fièvre intense et quintes plus nombreuses; à deux reprises différentes, les quintes ont amené une expectoration sanguinolente.

Actuellement, l'état général est mauvais; pâleur des téguments, affaiblissement. Toux quinteuse fréquente et grasse. Peau chaude. P. 35. Rhoncus dans les 2 poumons.

2 avril. — Resp. 17. P. 34. Battement des ailes du nez à chaque inspiration. Peau sèche, pupilles dilatées. Submâtité relative à la base gauche avec souffle. La toux conserve les caractères de la coqueluche. TRS = 39°4.

3 avril. — Resp. 16, P. 37. Mâtité bien nette et souffle. Toujours quintes de coqueluche.

5 avril. — Resp. 13. P. 38. TRM = 39°4; TRS = 40°2. Persistance du souffle et de la mâtité. Œdème du dos des pieds; accablement.

6 avril. — Resp. 19. P. 42. TRM = 40°2. Congestion des veines du cou. Toux quinteuse suivie de mucosités filantes.

7 avril. — Resp. 14. P. 39. Toujours toux quinteuse; crachats muco-purulents. Mâtité moindre; respiration soufflante aux deux bases. Cyanose.

8 avril. — TRM = 39°5. TRS = 39°9.

9 avril. — TRM = 39°2. TRS = 39°8. Grand accablement; asphyxie lente.

10 avril. — TRM = 38°6. TRS = 38°8.

12 avril. — TRM = 41. Tirage costal; respiration stertoreuse. Mort.

A la suite des observations de névroses influencées d'une manière heureuse par une fièvre éruptive, nous avons cru utile d'ajouter, en les résumant, quelques observations de diverses maladies fébriles, survenant dans le cours de la chorée ou de la coqueluche; nous n'en avons pas observé dans le cours des autres névroses.

Quoique les faits que nous publions ne soient pas nombreux, ils renferment cependant toutes les observations de la pratique hospitalière de mon maître, M. le professeur Perroud, pendant cinq années consécutives de 1874 à 1878, inclusivement. On voit donc combien est plus fréquente l'intercurrence des fièvres éruptives que celle des autres pyrexies, tout au moins à l'hospice de la Charité, car toutes les observations contenues dans les 5 chapitres précédents, ont été recueillies dans le même laps de temps et dans le même service. Tandis que trente fois les fièvres éruptives viennent compliquer les névroses, M. Perroud a vu dix fois à peine cette intercurrence pour les autres pyrexies ou phlegmasies. Cette proportion est précisément inverse de celle qu'indique Germain Sée pour les diverses complications de la chorée. Cette différence s'explique peut-être par ce fait que, dans notre énumération des fièvres éruptives, nous avons rangé à côté d'elles, tout en faisant des réserves, les oreillons et la fièvre synoque, tandis que, pour Germain Sée, cette dernière, qui a été observée 17 fois sur 70 complications, est comptée à part.

Quoiqu'il en soit, nous avons rapporté les principaux cas, trouvés dans les inépuisables recueils de de M. Perroud, de complications de névroses par une pyrexie ou phlegmasie autre que les fièvres éruptives. On voit, en effet, dans ce dernier chapitre, une bronchite fébrile (obs. XXXVI) survenir dans le cours d'une chorée ancienne, caractérisée principalement par un tic de la face, sans amener d'amélioration dans les mouvements choréiques.

Une angine pultacée avec fièvre assez vive (observ. XXXVII), n'exerce pas une influence plus heureuse sur une chorée intense et récidivée. L'agitation musculaire est plus accusée au contraire après la fièvre, et au bout d'un mois et demi le malade sort dans le même état.

Quant à la fièvre intermittente, on pourrait croire, de prime abord, qu'avec sa température élevée et la perturbation qu'elle jette dans l'organisme elle peut déterminer une influence salutaire sur les névroses. Et, cependant, malgré des accès violents qui reviennent pendant 12 jours, malgré une température qui dépasse 40°, les quintes d'une coqueluche (obs. XXXVIII) persistent aussi bien pendant la pyrexie qu'après. Du reste, de nombreuses observations démontrent suffisamment que la fièvre intermittente est quelquefois la seule cause de la chorée (Hufeland), et Stefanini (1) attribue aussi au miasme paludéen une espèce particulière de chorée dite chorée électrique qui ne s'observe qu'à Pavie et dans le Milanais. Dès lors, il n'est pas surprenant qu'une névrose ne soit nullement modifiée par une affection intercurrente qui la produit dans d'autres circonstances.

Enfin, trois fois une broncho-pneumonie mortelle complique la coqueluche; les quintes persistent avec leur caractère primitif, malgré une température élevée; elles ne cessent que lorsque la malade n'a plus la force de tousser et que l'adynamie progressive amène la mort le lendemain (obs. XL), 4 jours (observ. XLI) ou 8 jours (obs. XXXIX) après la disparition de la toux convulsive.

(1) Stéfanini. (*Revue Sc. médic.*; VIII, p. 221).

CHAPITRE VII

Physiologie pathologique

L'examen des observations précédentes soulève plusieurs questions intéressantes à étudier. Quelles sont chez les enfants les espèces de névroses le plus fréquemment compliquées de fièvres éruptives? Quelles modifications reçoivent-elles de la maladie intercurrente? A quelles causes peut-on rattacher ces modifications? Telles sont les réflexions que nous ont suggérées les observations contenues dans ce travail, et que nous allons essayer d'exposer dans ce chapitre.

§ 1er. — DE LA FRÉQUENCE DES FIÈVRES ÉRUPTIVES DANS LE COURS DES NÉVROSES

Sur 41 observations de névroses compliquées de fièvres diverses, chez les enfants, on trouve 3 épilepsies, 4 hystéries, 1 incontinence d'urine, 17 chorées et 16 coqueluches. Cette fréquence des pyrexies survenant dans le cours de la chorée et de la coqueluche ne doit pas surprendre, ces deux affections étant pour ainsi dire exclusives à l'enfance. On trouve bien dans la science des observations de chorée chez les adultes et même chez les vieillards, mais tout le monde reconnaît que ces cas sont très-rares. Il en est de même pour la coqueluche, qui ne survient que d'une manière exceptionnelle dans l'âge adulte. Dès lors, on s'explique facilement la fréquence dans ces deux affections de la rougeole intercurrente qui, elle aussi, est l'apanage exclusif de l'enfance.

Si les fièvres éruptives ne surviennent pas plus souvent dans le cours de l'épilepsie et surtout de l'hystérie, c'est que ces deux névroses ne sont pas très-communes dans l'enfance. La première est rare avant 10 ans, et l'hystérie ne débute guère avant l'âge de la puberté ; aussi trouve-t-on surtout parmi leurs complications la fièvre synoque, les oreillons, l'érysipèle, la variole, c'est-à-dire des affections qui sont plus rares dans les premières années de la vie.

La chorée, au contraire, offre sa plus grande fréquence de 6 à 10 ans, et la coqueluche de 2 à 5 ans ; il n'est donc pas étonnant que le nombre des fièvres éruptives survenant pendant leur cours soit plus grand ; sur 14 observations de rougeole intercurrente à des névroses de l'enfance, nous trouvons, en effet, 8 fois cette fièvre éruptive dans la coqueluche, et 5 fois dans la chorée. La simultanéité des épidémies de coqueluche et de rougeole favorise encore cette fréquence.

Quant à l'incontinence d'urine, l'observation unique où elle a été guérie par une variole intercurrente s'explique par ce fait que peu d'enfants entrent à l'hôpital pour cette infirmité, qui n'est pas rare cependant.

§ 2. — Des modifications que les fièvres éruptives impriment a la marche des différentes espèces de névroses

Quoique l'influence des fièvres éruptives sur les différentes espèces de névroses offre beaucoup d'analogie, nous l'examinerons successivement dans l'épilepsie, l'hystérie, la coqueluche et surtout dans la chorée où elle est la plus manifeste.

Nous avons vu, dans nos observations, la varicelle, la rougeole et la fièvre synoque survenir une fois dans le cours de l'épilepsie. Dans le premier cas (obs. XV), les accès hystéro-épileptiques ne se reproduisent plus à période fixe comme précédemment ; une varicelle est survenue 5 jours avant le retour présumé de la crise. Faut-il attribuer à la fièvre éruptive la disparition de la névrose, évidemment liée à la menstruation ? ou bien n'est-ce qu'une simple coïncidence ? L'observation n'est pas assez complète pour pouvoir conclure. Mais, dans un autre cas (obs. I), la rougeole exaspère les accès d'épilepsie pendant cette phase préalable où le virus couve silencieusement dans l'économie ; les premiers symptômes de la fièvre éruptive déterminent une amélioration progressive qui, au bout de 12 jours, constitue une guérison presque complète. L'observation XXXIII est encore plus concluante : les crises datent de plus d'un an, elles sont fréquentes et bien caractérisées; l'invasion d'une fièvre synoque ne détermine pas d'exaspération passagère; l'épilepsie, au contraire, disparaît avec elle pour ne plus revenir. On peut donc dire que l'épilepsie est modifiée et quelquefois guérie par l'intercurrence des fièvres éruptives.

L'hystérie subit une influence analogue. La variole et les oreillons (observations XVI et XXXI) exaspèrent les crises au moment des prodromes ; mais, comme l'érysipèle et la fièvre synoque (observations XXVIII et XXXIV), elles amènent la disparition définitive des accidents convulsifs, soit pendant la durée de la fièvre, soit immédiatement après. Et cependant dans ces observations l'hystérie offre un certain caractère de gravité et a résisté à un long traitement; il semble logique d'en attribuer la guérison à la fièvre éruptive, puisque c'est à partir de ce moment qu'elle se produit seulement. Il en est de même de l'incontinence d'urine que les premiers symptômes d'une variole font disparaître. Mais quelle est, parmi les fièvres éruptives, celle qui exerce l'influence la plus manifeste sur l'hystérie aussi bien que sur l'épilepsie? Nous nous contentons de poser la question, laissant à des observations plus nombreuses le soin de la résoudre.

La chorée est une névrose fréquente, à symptômes permanents ; les plus légères modifications que lui impriment les fièvres éruptives intercurrentes ne peuvent échapper à une observation rigoureuse. Aussi trouverons-nous, dans un nombre plus considérable d'observations (17), plus d'autorité pour appuyer notre manière de voir. Dans 14 observations de fièvres éruptives survenant dans le cours de la chorée, nous ne trouvons pas cette excitation générale accompagnée d'exaspération évidente des mouvements choréiques, que G. Sée a observée pendant tout le temps que durent les prodromes, l'invasion de l'exanthème et la période d'augmentation. Seul, le cas de Rilliet et Barthez (observation XX) fait exception. On peut remarquer, au contraire, que, dans 10 observations, une amélioration considérable survient avec les prodromes ou avec l'apparition de l'éruption. Quelquefois même, les mouvements choréiques cessent complètement au moment de l'invasion de la fièvre éruptive et ne se reproduisent plus (observations VI, XIX, XXIX et XXXII).

Dans ces cas, il faut prendre en considération l'ancienneté de la chorée ; elle date de trois mois au moins. Peut-être était-elle arrivée à son déclin, et la fièvre n'a-t-elle fait que hâter la guérison ! C'est ce qu'on ne saurait affirmer, même en tenant compte de la durée ordinaire de la Danse de Saint-Guy. Combien de chorées, en effet, qui persistent plus de 3 mois, malgré ou sans traitement ? L'observation VI en est une preuve assez frappante. Quelle que soit du reste l'ancienneté de la névrose, ces quatre observations viennent grossir le nombre des exceptions de G. Sée, lorsqu'il dit : « Quand les désordres nerveux sont près de s'éteindre, « la fièvre les fait cesser brusquement, mais c'est là « l'exception. »

Lorsque l'exanthème n'a déterminé pendant sa durée qu'une amélioration plus ou moins évidente des mouvements choréiques, comme dans 5 observations, la disparition définitive des désordres musculaires n'est pas toujours en raison directe de l'ancienneté de la maladie primitive. Ainsi, dans l'observation II, la chorée date de un an, et ce n'est qu'un mois après la rougeole qu'elle disparait complètement, tandis qu'un tic spinal (observation IV), qui offre cependant plus de résistance au traitement et qui ne date que de 4 mois, disparaît 12 jours après l'exanthème rubéolique. L'observation XXIV est encore plus probante; les mouvements choréiques datent de 1 mois 1/2 et ils cessent avec la fin de la scarlatine; la durée totale de la chorée ne dépasse pas 2 mois.

Pour déterminer exactement quelle est la fièvre éruptive, qui exerce sur la chorée l'influence la plus salutaire, il faut tenir compte aussi bien de la gravité que de l'ancienneté de cette névrose. La comparaison n'est donc pas facile. Cependant l'analyse de nos 15 cas de chorée compliquée de diverses fièvres éruptives semble donner le premier rang à la variole. La perturbation qu'elle jette dans l'économie, les troubles du système nerveux qu'elle amène, sont peut-être la cause de cette influence prépondérante.

Il reste deux observations de chorée pendant le cours de laquelle surviennent d'un côté une bronchite fébrile et de l'autre une angine pultacée avec température élevée. Ces deux maladies intercurrentes n'amènent aucune modification des mouvements choréiques soit pendant toute la durée de la fièvre, soit plusieurs semaines après. Il est vrai que, dans le premier cas (Obs. XXXVI), il s'agit d'un tic de la face qui date de 1 an 1/2 et qui est plus rebelle au traitement ; mais, dans l'observation IV, un tic spinal ancien est cependant guéri rapidement par une rougeole intercurrente, qui s'accompagne d'une fièvre légère et peut-être moins élevée que celle de la bronchite. La température n'a pas été prise dans l'observation de rougeole, on dit seulement qu'il y a peu de réaction fébrile; dans la bronchite, la température s'élève à 38° 4.

Dans l'observation XXXVII, c'est une chorée récidivée qui est compliquée d'angine avec subdélirium, état fébrile, peau chaude, pouls à 116 : la température manque, mais nul doute que, si elle eût été prise, elle eût atteint 39°5. Toutes ces conditions semblent présager une influence salutaire de la maladie intercurrente sur la névrose, et cependant les mouvements choréiques restent stationnaires pendant la durée de la fièvre; bien plus, 12 jours plus tard, la chorée prend une nouvelle intensité et, lorsque le malade sort de l'hospice 3 semaines après, aucune modification n'est survenue dans son état. La bronchite et l'angine, malgré la réaction fébrile qui les accompagne, n'exercent donc aucune influence sur la marche et l'intensité de la chorée.

La toux de la coqueluche subit aussi quelques modifications, lorsqu'elle est compliquée par une fièvre éruptive. Dans 14 observations où cette complication s'est présentée, loin d'être exaspérée par les prodromes de l'exanthème, la coqueluche subit une amélioration notable qui dure pendant toute la durée de l'éruption. Les quintes, en effet, disparaissent ou diminuent considérablement ; la toux est presque nulle et voilée. Une remarque digne d'intérêt : c'est que l'amélioration persiste après la fièvre, et la durée totale de la coqueluche semble abrégée; car nous voyons la guérison survenir du 13e au 25e jour après l'exanthème. Quelques fois même (obs. XIX), la disparition de la coqueluche coïncide avec celle de l'éruption. Dans d'autres circonstances, les quintes disparaissent et il ne reste, pendant 2 ou 3 semaines, qu'une toux plus ou moins quinteuse sans la reprise caractéristique. Cette influence semble être indépendante de la variété de la fièvre éruptive. Lorsqu'une fièvre intermittente survient dans le cours de la coqueluche, (obs. XXXVIII) les quintes ne sont modifiées ni en nombre ni en intensité ; elles persistent malgré une température très élevée (40°5) et la durée totale n'est pas diminuée. Dans 3 observations de coqueluche compliquée de broncho-pneumonie mortelle, la toux conserve son caractère coqueluchiforme et les quintes sont aussi nombreuses jusqu'aux derniers moments de la vie. Il faut dire cependant qu'il n'est pas rare de voir, dans les cas de complications pulmonaires avec fièvre, la toux perdre son caractère quinteux, devenir grasse et voilée et la coqueluche ne réapparaître qu'à la fin de la pyrexie.

§ 3. — A QUELLES CAUSES PEUT-ON RATTACHER LES MODIFICATIONS QUE SUBISSENT LES NÉVROSES SOUS L'INFLUENCE DES FIÈVRES ÉRUPTIVES ?

Cette question est épineuse. Quel rapport existe-t-il entre les névroses dont la nature et le siége nous échappent souvent, et cet autre groupe de maladies dont l'essence n'est pas moins obscure et qu'on réunit sous le nom de fièvres éruptives ? Pour établir ce rapport, il faudrait en savoir exactement les termes

Lorsqu'on a dit que l'épilepsie et l'hystérie sont des névroses cérébro-spinales, on n'a guère avancé la solution du problème. On va plus loin; on localise l'épilepsie dans le bulbe; et les altérations pathologiques que révèlent des autopsies nombreuses confirment cette localisation, imposée déjà par la physiologie. Mais quel siége donner à l'hystérie? Quelle est la nature de la chorée? Où localiser cette névrose? Là surtout les opinions sont diverses. La chorée est-elle produite par de petites embolies cérébrales qui auraient leur point de départ dans l'endocarde et seraient d'origine rhumatismale (Sée, Roger et l'école anglaise)? Ou bien la lésion de la moëlle, surtout au niveau des cordes postérieures de l'axe gris, en serait-elle le point de départ (Chauveau et Onimus)?

Nous dirons simplement, et sans rien préjuger, que l'origine rhumatismale de la chorée, d'après les nombreuses observations de M. Perroud, n'a guère été trouvée que dans le tiers des cas. Nous laisserons donc ces diverses affections dans le cadre nosologique que leur a assigné Cullen et nous regarderons les névroses, et surtout la chorée, comme une manifestation morbide du pouvoir excito-moteur des centres nerveux.

Dès lors, il ne serait pas impossible que les fièvres éruptives agissent sur les centres nerveux en modifiant leur circulation et par suite leur nutrition, et diminuassent ainsi leur pouvoir excito-moteur et les désordres qui sont la conséquence de leur exagération. C'est ce résultat thérapeutique qu'on poursuit dans la médication révulsive par les pulvérisations d'éther et les lotions glacées rachidiennes ou les ventouses sèches en grand nombre, comme J. Simon les emploie avec succès à l'hôpital des enfants.

Mais cette influence heureuse des fièvres éruptives sur les névroses, à quel élément faut-il la rapporter? Est-ce à l'élément fébrile? L'aphorisme hippocratique consacre cette opinion et G. Sée attribue indistinctement à toutes les pyrexies ou phlegmasies la même influence, uniquement parce qu'elles s'accompagnent de fièvre. Rilliet et Barthez font des réserves; peut-être, disent-ils, les fièvres éruptives jouissent-elles exclusivement de ce privilége. Nous avons relaté plusieurs observations où cette influence a été nulle, malgré une température élevée. On peut donc dire que l'élément fébrile ne peut déterminer seul cette modification.

Les fièvres éruptives, au contraire, sont des maladies zymotiques; elles ont pour causes des principes toxiques qui échappent souvent à nos moyens d'investigations, mais qui existent certainement; leur contagion si facile ne permet pas de douter de leur existence. Eh bien! il n'est pas irrationnel de croire que c'est à ces poisons morbides, bien plus qu'à l'élément fébrile, qu'il faut rapporter la cause de cette influence. C'est peut-être par l'action spécifique que ces poisons (miasmes ou virus) exercent sur le sang, que le système cérébro-spinal est modifié secondairement et qu'on voit les névroses disparaître ou s'améliorer sous l'influence des fièvres éruptives intercurrentes.

Dans les cas de névrose grave et rebelle à tout traitement, on serait tenté, pour être logique, de favoriser la contagion d'une fièvre éruptive, de pratiquer au besoin l'inoculation. Cette pratique ne réussirait pas toujours ; car le plus souvent on se trouve en présence d'un enfant qui a déjà eu antérieurement rougeole, varicelle, variole ou vaccine, et on sait que l'immunité est ordinairement conférée par une première atteinte. Quant à la scarlatine, l'inoculation serait téméraire et dangereuse, en présence des complications graves qu'elle peut amener du côté du cerveau ou des organes splanchniques. Tout au plus serait-on autorisé à tenter cette expérience pour la rougeole, en choisissant une épidémie bénigne. Nous l'avons essayée deux fois; l'inoculation a été négative. Quoiqu'il en soit, il ne faudrait agir qu'avec la plus grande réserve et en se rappelant les dangers sérieux que la rougeole peut entraîner pour les enfants affaiblis et d'une mauvaise constitution, et pour ceux de la première enfance.

CONCLUSIONS

On peut déduire de ce travail les conclusions suivantes :

1° Les fièvres éruptives sont très fréquentes dans l'enfance ;

2° La fièvre synoque et les oreillons peuvent, sinon être assimilés, du moins être rangés à côté d'elles ;

3° Les fièvres éruptives en général, exercent, suivant la formule hippocratique, une influence salutaire sur les névroses infantiles pendant le cours desquelles elles se développent ;

4° Cette influence paraît plus évidente sur la chorée que sur les autres névroses ;

5° Lorsque la névrose est ancienne, tantôt les fièvres éruptives intercurrentes la font cesser brusquement, tantôt (et ces cas sont plus nombreux), une amélioration manifeste survient dès les premiers jours de l'éruption et la guérison définitive est obtenue par les seuls efforts de la nature, deux ou trois semaines après la disparition de l'exanthème.

6° Contrairement à l'opinion de Germain Sée, nous n'avons pas observé, dans les névroses anciennes, une exaspération des désordres nerveux pendant les prodromes, la période d'invasion et celle d'augment de la fièvre éruptive. Une ou deux exceptions se sont présentées dans l'épilepsie, mais non dans la chorée ;

7° L'influence des fièvres éruptives sur les névroses récentes nous a paru identique, mais le nombre trop restreint de nos observations ne nous permet pas d'ériger ce fait en loi ;

8° Les fièvres éruptives semblent avoir le privilège exclusif de cette influence. Les autres pyrexies ou phlegmasies ne modifient nullement les névroses pendant le cours desquelles elles surviennent, autant du moins que nous pouvons en juger par les observations contenues dans le chapitre VI ;

9° Pour amener cette modification heureuse des névroses, les fièvres éruptives semblent agir en modifiant la circulation dans les centres nerveux et en diminuant leur pouvoir excito-moteur ;

10° Il n'est pas irrationnel de croire que c'est au poison ou virus des fièvres éruptives et à l'action de leurs principes toxiques sur le sang qu'il faut rapporter cette influence, plutôt qu'à l'élément fébrile ;

11° L'inoculation des fièvres éruptives dans les névroses graves et rebelles n'est guère facile et souvent périlleuse. C'est un moyen thérapeutique qui ne devra être tenté qu'avec la plus grande réserve.

TABLE DES MATIÈRES

6935 — Imprimerie Ve CHANOINE, place de la Charité, 10, Lyon.
E. Gerin, avoué, administrateur provisoire.

www.ingramcontent.com/pod-product-compliance
Ingram Content Group UK Ltd.
Pitfield, Milton Keynes, MK11 3LW, UK
UKHW012240240726
13966UKWH00003B/1188